ZHONGYINEIKEYUZHENJIUZHILIAO

中医内科
与针灸治疗

张胜利 李晓虹 孙 枚 主编

江西科学技术出版社

江西·南昌

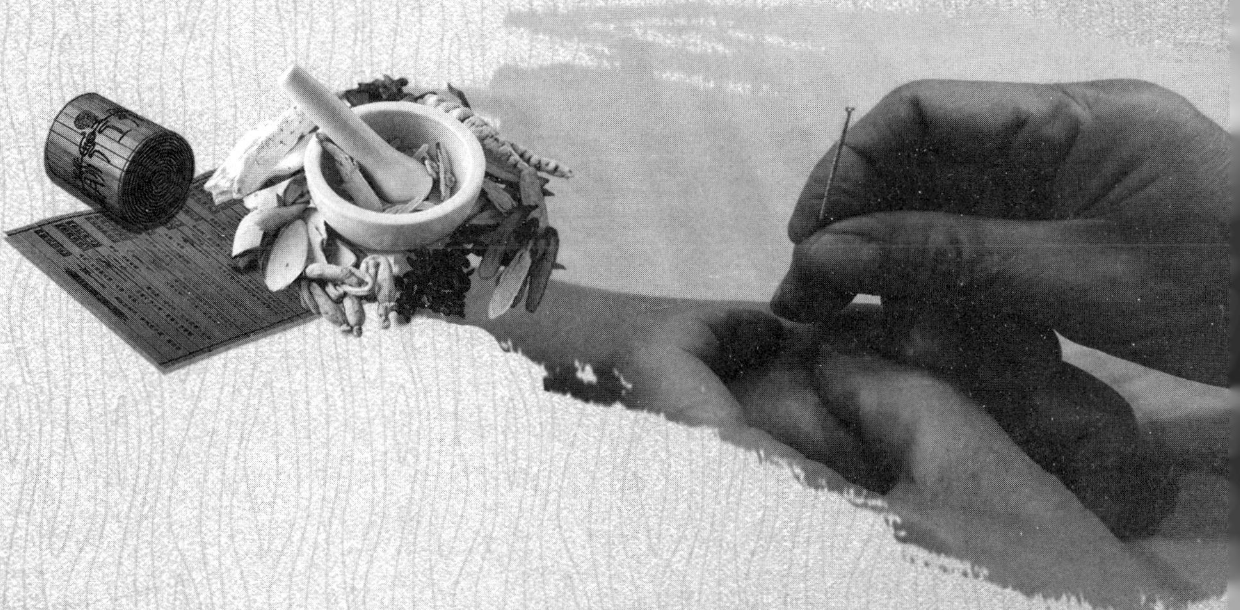

图书在版编目（CIP）数据

中医内科与针灸治疗/张胜利,李晓虹,孙枚主编. -南昌：江西科学技术出版社, 2019.8（2023.7重印）

ISBN 978-7-5390-6892-3

Ⅰ.①中… Ⅱ.①张…②李…③孙… Ⅲ.①中医内科学②针灸疗法 Ⅳ.①R25②R245

中国版本图书馆CIP数据核字（2019）第148895号

国际互联网（Internet）地址：
http://www.jxkjcbs.com
选题序号：KX2018470
图书代码：B19041-102

中医内科与针灸治疗　　　　　　　　　　张胜利　李晓虹　孙枚　主编

出版发行	江西科学技术出版社
社址	南昌市蓼洲街2号附1号 邮编：330009　电话：（0791）86623491　86639342（传真）
印刷	永清县晔盛亚胶印有限公司
经销	各地新华书店
开本	787 mm×1092 mm　1/16
字数	150千字
印张	8.25
版次	2019年8月第1版　2023年7月第2次印刷
书号	ISBN 978-7-5390-6892-3
定价	42.00元

赣版权登字-03-2019-206

版权所有　侵权必究

（赣科版图书凡属印装错误，可向承印厂调换）

前　言

中医指中国传统医学，是研究人体生理、病理以及疾病的诊断和防治等的一门学科。它承载着中国古代人民同疾病做斗争的经验和理论知识，是在古代朴素的唯物论和自发的辩证法思想指导下，通过长期医疗实践逐步形成并发展成的医学理论体系。理论来源于对医疗经验的总结及中国古代的阴阳五行思想。其内容包括精气学说、阴阳五行学说、气血津液、藏象、经络、体质、病因、发病、病机、治则、养生等。早在两千多年前，中医专著《黄帝内经》问世奠定了中医学的基础。时至今日，中国传统医学相关的理论、诊断法、治疗方法等，均可在此书中找到根源。

中医内科学是以中医理论阐述内科疾病的病因病机、证候特征、辨证论治及预防、康复、调摄规律的一门临床学科。中医内科学是一门实践性很强的临床学科，最好的学习方法是理论联系实际。中医内科学以中医学理论为指导，研究人体内脏疾病，采用中医药治疗方法为主。针灸是在中医理论的指导下把针具（通常指毫针）按照一定的角度刺入患者体内，运用捻转与提插等针刺手法来对刺激人体特定部位从而达到治疗疾病的目的的一种临床治疗技术。在国际上，针灸在引起医学界极大兴趣，世界卫生组织的观点认为，针灸已被证实在减轻手术后疼痛、怀孕期反胃、化疗所产生的反胃和呕吐、牙齿疼痛方面是有效的且其副作用非常低，联合国教科文组织认定针灸为人类非物质文化遗产代表作之一。

目 录

1 总论　　1

1.1 中医内科学／1
1.2 中医内科疾病症状及治疗方法／7
1.3 针灸治疗／15

2 外感病证　　24

2.1 感冒／24
2.2 外感发热／30
2.3 湿阻／36
2.4 痢疾／39
2.5 疟疾／46

3 肺病证　　52

3.1 咳嗽／52
3.2 哮病／56
3.3 肺胀／61

4 心脑病证   67

4.1 心悸 / 67

4.2 眩晕 / 73

4.3 中风病 / 79

4.4 失眠 / 84

4.5 痴呆 / 88

4.6 痫病 / 91

4.7 癫病 / 94

4.8 狂病 / 98

5 脾胃肠病证   102

5.1 胃痛 / 102

5.2 呕吐 / 109

5.3 呃逆 / 113

5.4 泄泻 / 116

5.5 便秘 / 120

1 总论

1.1 中医内科学

1.1.1 中医内科学的定义、性质及范围

中医内科学是以中医理论阐述内科疾病的病因病机、证候特征、辨证论治及预防、康复、调摄规律的一门临床学科。它既是一门临床学科，又是学习和研究中医其他临床学科的基础，为中医学的一门主干学科，具有非常重要的学科地位。

中医内科古称"疾医""杂医""大方脉"，即中医内科学研究的范围很广，传统将其研究的疾病分为外感病和内伤病两大类。一般说来，外感病主要指《伤寒论》及《温病学》所说的伤寒、温病等热性病，它们主要由外感风寒暑湿燥火六淫及疫疠之气所致，其辨证论治是以六经、卫气营血和三焦的生理、病理理论为指导。内伤病主要指《金匮要略》及后世内科专著所述的脏腑经络病、气血津液病等杂病，它们主要由七情、饮食、劳倦等内伤因素所致，其辨证论治是以脏腑、经络、气血津液的生理、病理理论为指导。随着时代的前进，学术的发展，学科的分化，原来属于中医内科学范畴的外感病如伤寒、温病等热性病已另设专科。内科的部分急症则编入《中医急诊学》。

本书讨论的内容主要是内伤杂病和部分外感病。即以脏腑、经络、气血津液疾病为主要研究和阐明的对象，按其体系分为肺病证、心脑病证、脾胃病证、肝胆病证、肾膀胱病证、气血津液病证、经络肢体病证和癌症，时行杂感列为外感病证。研究和阐明的内容包括每一体系疾病共同的主要证候及特征、病因病机、治疗要点；每一病症的基本概念、认识沿革、本病症与西医疾病的关系、病症的证候特征、病因病机、诊断及鉴别诊断、辨证论治规律及方法、病症的转归预后、预防与调摄规律及方法等内容。

1.1.2 中医内科学发展简史

自远古至五四运动的漫长历史长河中，我国人民在同疾病的斗争中不断实践、探索，由经验上升为理论，并不断发展提高，创建了灿烂的祖国医学，同时也创建和发展

了中医内科学。中医内科学的发展史,大体经历了萌芽阶段、奠基阶段、充实阶段和成形阶段。

1.1.2.1 中医内科学的萌芽阶段(殷周时期)

早在原始社会,人们在生产斗争的同时便开始了原始的医药活动,"当此之时,一日而遇七十毒"(《淮南子·修务训》)。随着医药活动的增加,进入奴隶社会,中医内科学开始萌芽,在殷代的甲骨文里已有"疾首""疾身""疾足""风疾""疟疾""蛊"等一些内科疾病的记载,殷商时期已发明汤液药酒治疗疾病。周朝对医学进行分科,有了疾医、疡医、食医、兽医分工不同的医师,其中的疾医可谓最早的内科医师。

1.1.2.2 中医内科学的奠基阶段(春秋战国至秦汉时期)

春秋战国时期,出现了《脉法》《五十二病方》(现名)《治百病方》(现名)《上下经》《扁鹊内经》等医学著作,医学体系逐步形成。始于战国而成书于西汉的《黄帝内经》是这一时期的代表作,全面阐述了中医关于解剖、生理、病因、病理、诊法、治疗、摄身及阴阳五行、人与自然等一系列重要观点,不仅为中医内科学奠定了理论基础,还论述了200多种内科病证,一般都能从病因、病机、转归、传变及预后等方面加以论述。汉代张仲景总结前人经验,并结合自己的临床实践,著成《伤寒杂病论》,书中伤寒部分(后人将其整理成《伤寒论》)以六经分证概括、认识外感热病;书中杂病部分(后人将其整理成《金匮要略》)按脏腑经络体系概括、认识内伤杂病。《伤寒杂病论》创造性地建立了包括理、法、方、药在内的六经辨证论治理论体系和脏腑辨证论治理论体系,为中医内科学的形成奠定了基础。

1.1.2.3 中医内科学的充实阶段(魏晋至金元时期)

魏晋以来,内科疾病的病因学有较大发展,许多疾病的病因得到充实。如隋代巢元方《诸病源候论》对不少疾病的病因观察与认识已经比较深入,其对"寸白虫候"(绦虫病)的感染途径是饮食不当,食生猪牛肉片;瘿病(甲状腺肿大)的发生与水土和情志有关;消渴病者"必数食甘美而多肥"的论述已得到今天的证实。葛洪著《肘后备急方》对尸注(结核病)、癞(麻风病)、沙虱(恙虫病)等传染病的发病也有较深刻的认识。南宋陈无择《三因极一病证方论》在病因上首分内因、外因、不内外因三类;金元时期对中风的病因认识已从既往的"内虚邪中"发展为以"内风"立论。

在症状学方面,《诸病源候论》论及的病候已达784条,对许多疾病的症状学特征描述得详细、准确,如《诸病源候论·淋病诸侯》指出"石淋者,淋而出石也","膏淋者,淋而有肥,状似膏",对淋证病症状学的描述与现在的观察基本一致。唐代孙思邈的

《千金要方》对消渴病易发疮痈有所认识。王焘的《外台秘要·消中消渴肾消》还认识到消渴病"每发即小便至甜"的症候特征。这一时期,对伤寒、疟疾、肺痨等传染病都在症状学上有详细的论述,对中风、痹病、心痛、虚劳、脚气、水肿等内科疾病的辨证水平均有较大的提高。

在治疗学方面,有些病症的治疗在当时已很先进,如晋《肘后方》用青蒿治疗疟疾,用海藻、昆布治疗瘿病。唐《千金要方》和《外台秘要》使内科的治疗更加丰富多彩。如《千金要方》肯定了《神农本草经》用常山、蜀漆治疗疟疾,肯定了《金匮要略》用白头翁治疗痢疾,并用苦参治疗痢疾,用槟榔治疗寸白虫病,用谷皮煎汤煮粥治疗脚气病等,极大地提高了这些疾病的临床治疗效果。宋《太平圣惠方》《圣济总录》收集整理了大量治疗内科疾病的方药,反映了当时的研究水平和成就。这一时期还出现了一些内科病的专题论著,如《脚气治法总要》《十药神书》等,极大地提高了相关专病的辨证论治水平。

学术理论的创新金元时期,涌现出不同学术流派,如刘完素倡"六气皆从火化"的火热病机学说,治疗主用寒凉;张从正认为疾病皆"邪气加诸身",倡用汗吐下三法攻邪治病;李东垣倡"内伤脾胃,百病由生"学说,治疗多用补脾升阳法;朱丹溪力倡"阳常有余,阴常不足"学说,治病主用滋阴降火。学术的争鸣,促进了内科学术理论的创新和发展。

1.1.2.4 中医内科学的成形阶段(明清时期)

明代,薛己的《内科摘要》是首先用"内科"命名的著作,王纶在《明医杂著》中指出:外感法仲景,内伤法东垣,热病用完素,杂病用丹溪。反映当时内科的学术理论已成体系。明清时期,内科的重要著作有《医学纲目》《杂病证治准绳》《症因脉治》《医宗必读》《张氏医通》《杂病源流犀烛》《古今图书集成医部全录·诸疾》《医宗金鉴·杂病心法》《临证指南医案》等,这些著作作为中医内科学已初具规模,它们在体例上将疾病分门别类,在内容上多数含有疾病的概念、病因病机、辨证论治、治疗方药和医案等。

明清时期,杂病和外感病的理论有很大的发展。杂病方面,《景岳全书·杂证谟》主张"人体虚多实少",慎用寒凉攻伐;赵献可强调命门之火;叶天士有"久病入络"之论。这一时期的专病论著明显增多,如《慎柔五书》《理虚元鉴》《疟论疏》《血证论》《中风论》等,对中医内科学的形成均起到了很大的促进作用。尤其温病学家的成就,如叶天士的《外感温热篇》首创卫气营血辨证,成为后世诊治温病的准绳;薛生白的《湿热病篇》对湿热病证的发挥,充实了温病学说的内容;吴鞠通的《温病条辨》提出三焦辨证，完善了内科热病学术体系。

这一时期，理论上已不限于一家之言，而是博采历代众家之长，结合自己的经验加以发挥，创造性地建立并完善了热病和杂病的证治体系，使中医内科学术理论更臻成熟与完备。

综上所述，中医内科学是随着历史的进程和医学实践的发展而逐步形成和完善的，它也必将在新的历史时期得到更大的发展。

1.1.3 中医内科疾病致病因素

发病学是研究疾病发生的原因、条件及其发病规律的一门学科。中医理论认为，机体与外部环境之间，机体各组织结构之间，机体内部各种功能活动之间，都处于和谐、协调、"阴阳匀平"的平衡状态，如果由于各种内外因素的作用，这种平衡状态受到破坏，机体不能发挥正常的生理功能，则发生疾病。内科疾病发生与否以及发生的形式等，取决于正气与邪气盛衰以及邪正相互作用的结果。即正能胜邪，病邪难以侵入，机体的阴阳平衡得以保持，则不发病，若病一般也很轻浅，易于康复，此即《素问遗篇·刺法论》所谓"正气存内，邪不可干"；正不胜邪，邪气乘虚而入，机体的阴阳平衡遭到破坏，疾病发生，此即《素问·评热病论》所说"邪之所凑，其气必虚"，若邪气较盛，正气较弱，则发病较重。

疾病的发生形式、轻重缓急、病证属性、演变转归等，往往也受到下列因素的影响或制约。

1.1.3.1 体质因素

(1)体质特殊性

个体脏腑组织有坚脆刚柔的不同，由于体质的特殊性，往往导致对某种致病因素或疾病的易感性。如《灵枢·五变》说："肉不坚，腠理疏，则善病风……五脏皆柔软者，善病消瘅""小骨弱肉者，善病寒热"。临床上常可见到肥人多痰湿，善病胸痹、中风；瘦人多火热，易患痨嗽、便秘；年迈肾衰之人，易患腰痛、耳鸣、咳嗽；阳气素虚者，易患寒病；阴气素衰者，易患热病等，这些都是体质的特殊性导致对某种致病因素或疾病的易感性。

(2)体质差异

邪气总是作用于人体后才能发病，由于体质的差异性，邪正之间的相互作用也就有差异，决定了其发病及疾病的发展变化有不同的趋势。清代医家章虚谷指出"六气之邪……随人身之阴阳强弱变化而为病"。《医宗金鉴》亦说："人感邪气虽一，因其形脏不同,或从寒化,或从热化,或从虚化,或从实化,故多端不齐也。"临床常见同一种致病因素作用于不同的体质,其发病也不同。如正气较强之人感受寒邪,可出现发热、头痛、恶寒等御邪于肌表的太阳证;而阳气素虚之人感受寒邪,则出现不发热但恶寒、四肢逆冷、下利清谷的邪陷三阴证。

1.1.3.2 病邪因素

(1) 影响病证属性

除少数由于先天因素和因虚致病外,邪气是绝大多数内科疾病发生的重要条件,有时甚至是发病的决定因素,而且邪气还影响所发病症的病理属性。一般来说,阳邪易导致实热证,阴邪易致虚寒证。邪气影响病症的属性具有一般性的原则。例如湿热致病,常以热证为多,寒证较少;寒邪致病常以寒证为多,至于化热则大多数需要经历一定的过程。

(2) 影响发病形式

一般来说,感受风燥暑热、疫疠之邪,或食物中毒,或强烈的精神情志刺激,往往可使气血顿生逆乱,故发病较急;而饮食失调、情志抑郁、劳倦过度等,大多是逐渐引起脏腑气血失和,所以一般发病较缓慢;外感寒湿之邪,因其性质属阴而沉滞,故发病也多缓慢。可见病邪对于发病的形式有重要影响。

(3) 影响发病部位

六淫之邪;病,多从皮毛而入,其发病多在肌表;情志致病、饮食所伤,发病多从气血和脏腑开始。《灵枢·百病始生》云:"清湿袭虚,则病起于下;风雨袭虚,则病起于上";"忧思伤心,重寒伤肺,愤怒伤肝,醉以入房,汗出当风,伤脾;用力过度,若入房汗出浴,则伤肾"。说明邪气对发病的部位有重要影响,即不同的病邪致病,其首发病位各不相同。

1.1.3.3 情志因素

情志是机体对外界刺激的客观反映,当喜则喜,当怒则怒,正常的情志反应不仅不为病,反而有益于身心健康。因情志是以脏腑的功能活动为基础,过于激烈的、持久的情志活动,则往往引起脏腑功能紊乱而发病。暴发性的情志障碍如暴怒、暴喜、暴忧、暴恐,气血突然逆乱,常可引起眩晕、心痛、中风、癫狂等疾病发生;长期忧思不解、情怀抑郁,常致气结不行,气血"一有怫郁,诸病生焉"(《丹溪心法》),如出现噎膈、呕吐、郁病、心悸、失眠、胸痹等病证。

1.1.3.4 行为因素

良好的行为习惯,是健康的重要保证。《素问·上古天真论》云:"食饮有节,起居有常,不妄作劳,故能形与神俱,而尽终其天年"。"逆于生乐",不良的行为习惯,即不良的生活方式是内科疾病发病的重要因素,例如嗜食肥甘厚味,加上贪逸少动,容易发生胸痹心痛病;不吃早餐,或长时间紧张工作,就容易发生胆胀、胃脘痛病;性生活不节或不洁,可导致阳痿、早泄;长期过量吸烟与肺癌发病有关,等等。行为因素对发病的影响,越来越被人们所认识,国际上已将行为因素引发的内科疾病,归属于不良生活方式影响的疾病,以提示人们对不良生活方式可以引发疾病加以重视。

1.1.3.5 时间因素

内科疾病的发生及其演变,与年、季、月、日、时的阴阳盛衰消长变化和五行生克规律有着一定的内在联系。按运气学说观点,每年运气的太过或不及影响着发病,如《素问·气交变大论》云:"岁木太过,风气流行,脾土受邪,民病飧泄食减,体重烦冤,肠鸣腹支满。"四季气候主令不同,每季的常见病也不一样。春季多风、气温转暖,多发风病、热病;夏季炎热多雨,多病湿热、泻痢;秋季多燥、天气转凉,多发燥病、咳喘;冬季寒冷,多病肾虚、痹病。又如月相的周期变化也影响着人体的生理和发病,月满时血气充实,皮肤腠理致密,一般不易发病;月亏时人体气血较虚,体表卫气较疏薄,则邪气较易侵害肌体而发病。近年来,随着中医时间医学研究的深入,发现许多内科疾病的发病、转归、病死的时间分布有着明显的规律性。如肺胀发病或病情变化的高峰时间在冬季。就一日而言,大多疾病一般有旦慧、昼安、夕加、夜甚的变化规律。有些疾病则有特殊的变化规律,如哮喘发作的时间多在寅时。寅为肺经主时,此时足厥阴之气交于手太阴肺经,又为少阴肾经对应时。肺肾气虚,阳不能制阴,故哮喘患者多寅时发作或病情加重。

1.1.3.6 地域因素

内科疾病的发病与地域有密切的关系,不同地域的自然环境可使某些疾病的发病率不同。如通过全国流行病学调查,中风病发病率有从南向北逐渐增高的趋势。再如,我国北方高寒地区,气候寒冷,多病痹痛、哮喘等病;南方湖泊地区,气候炎热多雨,多病湿热、温病。久居潮湿之地,易患风湿、湿阻等病证。《诸病源候论·瘿候》说:"诸山黑土中,出泉流者,不可久居,常食令人作瘿病",指出瘿病的发生与水土有关。疾病发生以后,不会停留在一种状态,而是要发生传变,其传变规律除伤寒按六经,温病按卫气营血或三焦,内伤杂病按脏腑病机规律传变外,还存在"久病入络""久病入血""久病及肾"等传变规律。疾病发生以后,病理性质也会发生转化,如寒热转化、虚实转化、阴阳转化;疾病的转归有病情好转、痊愈或迁延、加重、死亡等多种形式。疾病的传变、转化、转归等病理变化,同样取决于正气与邪气之间的相互作用,一般规律是正能胜邪,疾病由里出表、由阴转阳、由虚转实,由重转轻,向着痊愈的方向转变;若正不胜邪,疾病则由表入里、由阳转阴、由实转虚,由轻转重,向着迁延不愈甚至死亡的方向发展。

1.2 中医内科疾病症状及治疗方法

1.2.1 中医内科疾病症状

症状是疾病或证候的临床表现,是组成疾病或证候的临床要素,要进行辨证识病,必须从症状入手进行分析判断。内科疾病症状学是研究和描述症状的基本病机,症状的临床特征所反应的病机差异性和与相关症状、体征、舌脉组合出现时所反应的病机,从而为中医内科临床辨证诊病提供依据的一门学科。内科疾病常见症状很多,现择其主要症状就其症状学要点介绍于下。

1.2.1.1 发热

发热是他觉或自觉体温升高的一种症状,是内科疾病中常见症状之一,是机体正气与邪气相争,阴阳失调的一种病理反应。一般来说,有"阳盛则热"和"阴虚发热"两种基本病机。发热能耗气伤津,损害机体,甚至造成不良后果。发热的病因有外感和内伤;发热方式有急性发热、慢性发热;热势有微热、低热、高热、灼热等。发热的主要类型有如下几种:

急性发热:发热起病急,病程较短,通常热势较甚或伴恶寒,多为外感病邪所致。

慢性发热:发热起病缓,病程较长,低热多见,亦有高热者,以内伤发热最多。

发热恶寒:发热与恶寒同时存在,为外感表证的表现。

寒热往来:恶寒与发热交替出现,为邪在少阳,枢机不利的表现。

身热夜甚:发热以夜间为甚,若伴舌红绛,为营分发热或阴虚发热;若舌有瘀点瘀斑,多为瘀血发热。

潮热:每于午后或夜间发热,如潮汛之准时,多为阴虚发热或湿温发热的表现。

高热:又称壮热、蒸蒸发热,表现为肌肤灼热,体温多在39℃以上,多为外感发热,阳明经证的特点。

低热:一般体温在37.2～38℃之间,多为气血阴亏,脏腑功能失调所致的内伤发热。

五心烦热:表现为手心、脚心发热和心烦,多为自觉发热,体温不一定升高,或时伴烘热感,多为阴虚发热或肝郁发热的表现。

1.2.1.2 咳嗽

咳嗽是肺气急促上逆,奔迫于声门发出"咳"样声响,常伴咯痰匀特征的一种症状,古有咳谓无痰而有声,嗽谓无声而有痰之分,实际难以截然划分。咳嗽是肺系疾病的主要症状,由肺气不清,失于宣肃,肺气上逆所致。其他脏腑功能失调导致肺气上逆也可出现咳嗽。咳嗽日久,也能耗损气津,损害机体,剧咳还会造成不良后果。咳嗽的病因有外感、内伤;咳嗽的发作有急性咳嗽、慢性咳嗽。临证时应了解咳嗽的时间、节律、性质、声音、伴随症状以及加重的有关因素。还需注意痰的有无和痰的色、质、量、气味。咳嗽有下列临床表现。

急性咳嗽,伴寒热症状者,多为外感所致,有风寒、风热、燥邪等病因。

慢性咳嗽,伴喘促、心悸、胁痛等症状者,多为内伤所致,由肺或其他脏腑病变所引起。

昼咳甚:咳嗽白天多于夜间,咳而急剧,多为外感咳嗽。

晨咳甚:早晨咳嗽阵发加剧,咳声重浊,痰出咳减者,多为痰湿或痰热咳嗽。

夜咳甚:黄昏或夜间咳嗽加剧,单声咳者,多为阴虚咳嗽;若咳嗽伴白色泡沫痰或粉红色痰,心悸气喘者,多为水饮凌心射肺所致。

咳声响亮,为实证咳嗽;咳声低怯,为虚证咳嗽;咳声重浊,为风寒或痰浊咳嗽。

咳声嘶哑:病势急而病程短者,为外寒内热即寒包火;病势缓而病程长者,为阴虚或气虚。

干咳少痰,多属燥热或阴虚;咳而痰多,多属痰湿或虚寒。

咳痰色白而稀薄者,属风、属寒;咳痰黄而稠者属热;咳痰白而粘者属阴虚、属燥;咳痰清稀透明呈泡沫样者属气虚、属寒;咳嗽喉痒,痰为泡沫状者,属风痰咳嗽;咳痰粉红呈泡沫样者属阳虚血瘀络伤;咳吐铁锈色痰或痰中带血或血痰,多为肺热或阴虚络伤;咯吐脓血腥臭痰,则为热壅血瘀之肺痈。

1.2.1.3 气喘

气喘又称喘息、喘逆,是呼吸气息急促,呼吸困难的一种临床症状,可出现于多种内科疾病过程中,其基本病机是各种原因导致肺气上逆、肾气失纳,病变涉及肺、肾和心、肝等脏腑,病理性质有虚、实、寒、热的不同。临床应了解呼吸气息的深浅、病程经过、年龄、体质、伴发症及舌脉特征等。

年轻体壮病气喘多为实喘;年老体虚病气喘多为虚喘。

新病过程中气喘,多实喘;久病过程中气喘,多虚喘。

热病过程中气喘,多实喘;大失血或大汗、大吐、大下后突然出现气喘,多属虚喘,甚至是元气败绝的危候。

喘而气盛息粗,呼吸深长,脉浮大滑数有力者为实喘;喘而气弱息微,呼吸浅表,慌张气怯,脉微弱或浮大中空者为虚喘。

喘而汗出,腹满身热,脉洪大有力者,为实热证;喘而汗出,汗出如油,面青肢冷,六脉似无,为元气欲脱之危候。

喘而咳痰,为痰热或痰湿壅肺;喘而痰涌,喉中如拽锯,神昏厥逆者,为痰闭或肺失治节,百脉瘀阻的重症。

喘而以呼出为快,多病在肺;喘而以深吸为快,多病在肾;喘而夜甚不能平卧,伴咳泡沫痰者,多为水饮射肺;喘因情志诱发,多为肝郁犯肺。

1.2.1.4 口渴

口渴是自觉口干,渴欲饮水的一种自觉症状,为内科常见症状之一,其基本病机是津液不足或津液不能上潮于口所致。口渴的程度有口干、微渴、大渴、饮不解渴、渴不思饮。临床时应结合饮水的多少、喜冷饮热饮、伴发症如发热与否、口味异常、小便多少,尤其是舌苔厚薄、舌上津液多少等进行分析。

口不渴,津液未伤,为寒证或表证;口渴,津液已伤,为热证或里证。

渴喜凉饮,为热盛伤津;渴喜热饮,舌质淡者,为阳气虚,气不化津;渴不喜饮,口粘腻,舌苔腻者,为湿浊阻滞,津液不能上潮。

发热而渴者,热在气分;大热大渴大躁,脉洪大,为阳明经证;口渴舌燥,腹满便秘,为阳明腑实证;发热口渴,但渴不思饮,舌红绛者,为热在营分。

夜间口渴,多为阴津不足;口渴,但漱水不欲咽,舌上有青紫瘀斑者,为瘀阻,不能上布津液。

渴而口苦者,多为胆火内炽;渴而口酸者,多为木火伤津;渴而口咸者,多为肾水不足;渴而口甜,舌苔腻者,多为湿热。

渴而小便甜或小便浊,或善食易饥者,多为消渴病;烦渴脉数,小便不利,为热入膀胱,气化不利。

1.2.1.5 腹痛

腹痛是以腹部疼痛为痛苦的一种自觉症状,是内科常见症状之一。其基本病机是各种原因导致腹部气血不畅,不通则痛;或腹部脏腑失于气血的温煦濡养,因虚而疼痛。临床时应结合腹痛的部位、疼痛性质、发作缓急、持续时间、伴发症状等进行分析。

腹痛急发,多属实证;腹痛慢性发作,多属虚证。

腹痛隐隐,多属虚证;腹痛剧烈,多属实证。

腹痛喜温喜按,痛属虚寒;腹痛据按,按之痛甚,痛属实证。腹痛而腹软,多属虚证;

腹痛而腹满硬,多属实证。寒凝腹痛,脉必沉迟;热积腹痛,脉必数大。

腹痛部位不固定,多为气滞腹痛;腹痛固定,痛如锥刺,多为瘀血腹痛。自胸至腹皆痛,脉沉而紧,苔黄腻者,为大小结胸症;大腹疼痛,多病太阴;痛连胁肋,肝脾不和;少腹疼痛,痛在厥阴;少腹硬满急痛,漱水不欲咽,或如狂喜忘,大便色黑,此蓄血腹痛;脐周阵发剧痛而腹柔软,或有吐下蛔虫者,多为虫痛。

1.2.1.6　胸痛

胸痛是以胸部疼痛为痛苦的一种自觉症状,为内科心、肺、肝系疾病的常见症状。其基本病机是病邪壅阻心胸血脉,气血不通而疼痛,一般为实证,病邪有寒、热、痰、瘀,但也有本虚标实证。临床时应分析疼痛的性质、牵连部位及伴随的症状等。

胸痛憋闷,有压榨感,多为气滞、痰阻;胸痛如刺,夜间为甚,多为血瘀阻滞。

胸痛连脘腹,手不可触者,寒热结胸;胸痛连胁,病在肝胆;胸痛连左手尺侧者,为胸痹心痛;胸痛引肩背,发热呕恶者,为肝胆湿热;胸痛连肩背,脉沉紧者,为寒凝心胸。

胸痛伴发热咳嗽,咳则痛甚,为肺热络伤;胸痛伴咳吐脓血痰,为肺痈;胸部隐痛,咳嗽无力,多为肺气虚弱,余邪未尽的肺热病后期,也可见于肺痨;胸痛伴心悸,病在心;心胸卒然大痛,持续不解,面青肢冷,脉微细者,为心脉闭阻不通,特称"真心痛"以示危证。

1.2.1.7　饮食异常

饮食异常是指患者的食欲、食量改变的一种症状,可见于多种内科疾病,其中尤以脾胃疾病更为常见,其基本病机是脾胃的功能紊乱,运化失常。通过了解饮食情况,可以测知胃功能的强弱,判断疾病的轻重及预后。临床除应了解食欲、食量的异常外,还应结合其他症状一道分析。

纳呆食少:伴腹胀便溏,精神疲乏,舌淡者,为脾胃气虚。

纳呆脘闷:伴头身重困,便溏苔腻者,属湿邪困脾。

纳呆厌食:兼见嗳气酸腐,脘痛胀痛,苔厚腻浊者,为宿食停滞。

纳少厌油：兼恶寒发热者，为感冒所致；兼疲乏身困，胁肋胀痛，或有黄疸者，属肝胆湿热。

饥不欲食：兼见胃中嘈杂、灼热，舌红少苔脉细者，为胃阴不足，虚火内扰，若兼胸胁苦满或腹满，心烦喜呕，脉弦者，为少阳胆热或肝胃不和。

多食易饥：兼见口渴心烦者，多为胃火亢盛；兼大便溏泻者，多为胃强脾弱；若兼见消瘦多尿或尿有甜味者，则为消渴病之征。

喜食异物者，多为虫病之兆。

1.2.1.8 汗出异常

汗出异常是指非生理状态下地出汗或无汗，是内科疾病中较常见的症状之一。其基本病机是津液的生成、敷布失常所致。通过分析汗出异常的性质，有助于判断疾病的表里、寒热、虚实、阴阳和疾病的轻重等。临床时应了解汗量多少、汗的黏稠度、汗出时间、汗出部位及主要兼症等情况。

无汗：兼见恶寒重，发热轻，头身疼痛，脉浮紧者，为外寒束表；若在发热过程中无汗，兼皮肤干皱无弹性，舌红绛者，为邪热入营伤阴；若长期无汗，兼口、眼干燥或关节疼痛者，为燥证。

自汗：一般指日间汗出，动则益甚，兼见畏寒、神疲、乏力等症，属气虚、阳虚。

盗汗：是指病人睡时汗出，醒则汗止，常兼潮热、颧红等，多为阴虚内热，阴津被扰所致。

战汗：多见于热病过程中，寒热战栗，表情痛苦，几经挣扎，而后汗出者，常见于正邪交争之时，为疾病的转折点。如汗出后热退脉缓，是邪去正安，疾病好转的表现；如汗出后仍身发高热，脉来急疾，则是邪盛正衰，疾病恶化的表现。

汗出不畅：发热汗出不畅，身热不扬，汗出粘手，伴脘痞纳呆，舌苔黄腻，为湿热病。

大汗不已：兼见发热面赤，口渴饮冷，脉洪大者，为里热亢盛，蒸津外泄所致；冷汗淋漓，汗出粘手，兼见面色苍白，四肢厥冷，脉微欲绝者，乃阳气暴脱，津随阳泄之亡阳证。

但头汗出：即病人仅头部或头颈部出汗较多，余处无汗。兼见面赤心烦，口渴，舌红苔黄者，是上焦邪热循经上蒸所致；头面多汗，兼见头身困重，身热不扬，脘闷，苔黄腻者，是中焦湿热循经上蒸所致；若见头额汗出如油，四肢厥冷，气喘，脉微者，为虚阳上越，津随阳泄的危象。

半身汗出：是指病人仅半侧身体有汗，或为左侧或为右侧或为下半身有汗，而另一侧则经常无汗，无汗侧为患侧，多由经络阻闭，气血运行不周所致，可见于中风、痿病及截瘫等病人。

手足心汗,是指手足心出汗较多,多为脾胃有病或肝经郁热累及于脾,脾不主津,津淫于四末。

1.2.1.9 头晕

头晕是指病人自感头部发昏,周围景物好像在旋转,人有要跌倒的感觉,轻者闭目即止,重者不能站立,若兼眼花目眩者称为眩晕。头晕可见于外感或内伤疾病,其基本病机是风火痰瘀等病邪侵扰清窍或闭阻脑脉或正虚脑失所养。临床时常结合伴随的症状进行分析。

头晕耳鸣:兼见面赤、口苦咽干,为肝阳上亢所致;兼见腰膝酸软,遗精健忘者,为肾精亏虚所致。

头晕目眩:兼寒热、口苦咽干,为外感少阳证;兼面色不华,心悸失眠,为气血亏虚;多在头项运动时发作,颈僵肩沉,甚则活动转侧受限,为三阳脉阻之项痹。

头晕头痛:恼怒加重者,为风阳、肝火上扰清窍;外伤所致,或舌有瘀点瘀斑者,为瘀血阻络。

头晕呕吐:舌苔白腻,或眼球震颤者,为痰浊上蒙。

1.2.2 中医内科疾病治疗方法

治疗学是研究疾病的治疗原则、治疗方法和手段的一门实用学科。治疗原则是在中医基本理论和辨证论治精神指导下制定的,对疾病治疗的立法、选方、用药等具有指导意义的法则。治疗方法则从属于治疗原则,包括在治疗原则指导下制定的对某一疾病的治疗大法和对某一证候的具体治法。前者如汗、吐、下、和、温、清、补、消等法,后者如清热化湿、理气止痛、辛凉解表、益气活血等法。治疗手段则指与治疗有关的药物、给药途径及其治疗器具等。

1.2.2.1 治疗原则

(1)治病宜早

治病宜早有两层意思:一是早期治疗,轻病防重,即疾病的早期应及时治疗,防止病情发展。一般情况下,疾病的发展总是由轻到重,由比较单纯到错综复杂。

疾病的早期,机体正气比较盛,及时地予以早期治疗,容易收到较好的疗效,能尽快地解除病人的疾苦。则,随着疾病的发展,病情复杂多变,虚实互见,寒热错杂,给治疗带来许多困难,甚至产生严重的后果。正如《素问·阴阳应象大论》说:"邪风之至,疾如风雨,故善治者治皮毛,其次治肌肤,其次治筋脉,其次治六腑,其次治五脏。治五脏者,半死半生也。"《素问·八正神明论》又说:"上工救其萌芽……下工救其已成,救其已败",即不仅把早期治疗视作应该遵循的基本治疗原则,也把它作为衡量医生服务态度和业务水平的一个标准。

二是预治其疾病将影响的脏腑气血等,即治疗"务在先安未受邪之地"(《温热经纬·外感温热篇》),这一精神又称"治未病"。脏腑经络是相互联系的,疾病也是不断变化的,机体某一部位发生病变,必然要向相邻的部位或有关脏器发生转变。这种传变一般是有规律的,如《素问·玉机真藏论》指出:"五脏受气于所生,传之于其所胜,气舍于其所生,死于其所不胜。"治未病的原则,就是要求医生根据疾病的传变规律,从全局的观点、动态的观点,对可能受到传变的脏器和可能受到影响的气血津液,采取预防性的治疗措施,阻断和防止病变的转移、扩大和传变,把病变尽可能控制在较小的范围内,以利于病变的最终治愈。

如《金匮要略》"见肝之病,知肝传脾,当先实脾"的治法,即体现了这一治疗精神。

(2)标本缓急

标本,是指疾病的主次本末。一般认为,标是疾病的枝节和表象,本是疾病的本质,证候是标,病机是本。缓急有两义:一为病证缓急,指病症的发展速度和危害性;二为治疗缓急,指治疗应有计划、有步骤地进行。这里主要指治疗有缓急原则,《素问·至真要大论》说:"病有盛衰,治有缓急",何病急治,何证缓治,何方先施,何药后用,是施治前须综合考虑的问题,"否则前后不循缓急之法,虑其动手便错"。决定治疗先后步骤的因素是标本,一般按照"急则治其标,缓则治其本,标本俱急者,标本同治"的原则进行治疗。

(3)扶正祛邪

扶正指采用如益气、养血、滋阴、助阳等种种有助于扶持、补益正气的治疗方法;祛邪指采用如发表、攻下、渗湿、利水、消导、化瘀等种种有助于祛除、消灭病邪的治疗方法。

疾病的过程,在某种意义上可以说是正气与邪气相争的过程,邪胜于正则病进,正胜于则病退。治疗上扶持正气有助于抗御、祛除病邪,而祛除病邪有助于保存正气和正气的恢复。因此,扶正祛邪的治疗原则旨在改变邪正双方力量的对比,使之有利于疾病向痊愈转化。在一般情况下,扶正适用于正虚邪不盛的病证,而祛邪适用于邪实而正虚不甚的病证。

扶正祛邪同时并举,适用于正虚邪实的病证,但具体应用时,也应分清以正虚为主,还是以邪实为主,以正虚较急重者,应以扶正为主,兼顾祛邪;以邪实较急重者,则以驱邪为主,兼顾扶正。若正虚邪实以正虚为主,正气过于虚弱不耐攻伐,倘兼以驱邪反而更伤其正,则应先扶正后祛邪;若邪实而不甚虚,或虽邪实正虚,倘兼以扶正反会助邪,则应先祛邪后扶正。总之,应以扶正不留邪,祛邪不伤正为原则。

(4)脏腑补泻

内科疾病无论外感病还是内伤病、躯体病还是脏腑病都是以脏腑为中心的病变,因此扶正祛邪离不开脏腑补泻,补即是扶正,泻即是祛邪。脏腑补泻的治则,有直接对某脏腑进行补泻,如肺病直接补肺、泻肺的治法;和间接对脏腑进行补泻,如肺病采用补脾、泻肝的治法。间接补泻法,是充分利用脏腑间的生克表里、阴阳消长等相互联系,相互影响的机理对脏腑进行补泻。大体有虚则补其母,实则泻其子;壮水制阳,益火消阴;泻表安里,开里通表,清里润表等治则。

1.2.2.2 常用治法

在临床时它们有时单独运用,有时互相配合运用。单独运用某一治法,多是针对病情发展的某一阶段或某些突出证候所采取的措施,往往很难适应病情的错综复杂;所以通常是数法配合使用,如汗下并用、温清并用、攻补并用、消补并用、清热开窍并用、开窍镇痉并用、温里固涩并用等。

(1)解表法

解表法是通过发汗,开泄腠理,逐邪外出的一种治法,又称汗法。解表法广泛适用于邪遏肌表的病证。

(2)清热法

清热法,是运用具有清热作用的寒凉药物,以治疗热性病证的一种治法,又称清法。清热法广泛应用于温热病邪所引起的各种病症。

(3)攻下法

攻下法是通过通便、下积、泻实、逐水以攻逐邪实,荡涤肠胃,排除积滞的治法,又称下法。下法广泛应用于燥屎、积滞、实热及水饮等里实证。

(4)和解法

和解法是通过调和、协调的方式治疗表里间、脏腑间病变的治法,又称和法。和法的内容非常丰富,应用也很广泛,习惯上将和解少阳、调和肝脾、调理胃肠视为和法的应用范围。

(5)温里法

温里法是使用温热类药物祛除寒邪和补益阳气的一种治法,又称温法。温法广泛应用于寒邪中脏,凝滞经络,阳气衰微等证,从而达到补益阳气而祛邪治病的目的。

1.3 针灸治疗

1.3.1 针灸治疗原则

针灸治疗原则就是运用针灸治疗疾病必须遵循的基本法则,是确立治疗方法的基础。在应用针灸治疗疾病时,具体的治疗方法多种多样,但从总体上把握针灸的治疗原则具有化繁就简的重要意义。针灸的治疗原则可概括为补虚泻实、清热温寒、治病求本和三因制宜。

1.3.1.1 补虚泻实

补虚泻实就是扶助正气祛除邪气。《素问·通评虚实论篇》说:"邪气盛则实,精气夺则虚"。因此,"虚"指正气不足,"实"指邪气盛。虚则补,实则泻,是属于正治法则。《灵枢·经脉》篇说"盛则泻之,虚则补之……陷下则灸之,不盛不虚以经取之"。在针灸临床上补虚泻实原则有其特殊的含义。

(1)虚则补之、陷下则灸之

"虚则补之"就是虚证采用补法治疗。针刺治疗虚证用补法主要通过针刺手法的补法和穴位的选择和配伍等而实现的。如在有关脏腑经脉的背俞穴、原穴,施行补法,可达到改善脏腑功能,补益阴阳、气血等的不足;另外,应用偏补性能的腧穴如关元、气海、命门、肾俞等穴,也可起到补益正气的作用。

"陷下则灸之",属于虚则补之的范畴,也就是说气虚下陷的治疗原则是以灸治为主。当气虚出现陷下证候时,应用温灸方法可较好地起到温补阳气、升提举陷的目的。如子宫脱垂灸百会、气海、关元等。

(2)实则泻之、宛陈则除之

"实则泻之"就是实证采用泻法治疗。针刺治疗实证用泻法主要是通过针刺手法的泻法、穴位的选择和配伍等而实现的。如在穴位上施行捻转、提插、开阖等泻法,可以起到祛除人体病邪的作用;应用偏泻性能的腧穴如十宣穴、水沟、素髎、丰隆、血海等,也可起到祛邪的目的。

"宛陈则除之","宛"同"瘀",有瘀结、瘀滞之义。"陈"即"陈旧",引申为时间长久。"宛陈"泛指络脉瘀阻之类的病证;"除"即"清除",指清除瘀血的刺血疗法等;就是对络脉瘀阻不通引起的病证,宜采用三棱针点刺出血,达到活血化瘀的目的。如由

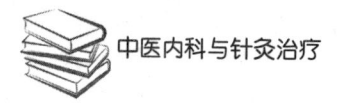

于闪挫扭伤、丹毒等引起的肌肤红肿热痛、青紫肿胀,即可以局部络脉或瘀血部位施行三棱针点刺出血法,以活血化瘀、消肿止痛。如病情较重者,可点刺出血后加拔火罐,这样可以排出更多的恶血,促进病愈;又如腱鞘囊肿、小儿疳证的点刺放液治疗也属此类。

(3)不盛不虚以经取之

"不盛不虚",并非病证本身无虚实可言,而是脏腑、经络的虚实表现不甚明显。主要是由于病变脏腑、经脉本身的病变,而不涉及其他脏腑、经脉,属本经自病。治疗应按本经循经取穴。在针刺时,多采用平补平泻的针刺手法。

1.3.1.2 清热温寒

"清热"就是热性病证治疗用"清"法;"温寒"就是寒性病证治疗用"温"法。《灵枢·经脉》篇说:"热则疾之,寒则留之。"这是针对热性病证和寒性病证制定的清热、温寒的治疗原则。

(1)热则疾之

即热性病证的治疗原则是浅刺疾出或点刺出血,手法宜轻而快,可以不留针或针用泻法,以清泻热毒。例如,风热感冒者,当取大椎、曲池、合谷、外关等穴浅刺疾出,即可达到清热解表的目的。若伴有咽喉肿痛者,可用三棱针在少商穴点刺出血,以加强泻热、消肿、止痛的作用。

(2)寒则留之

即寒性病证的治疗原则是深刺而久留针,以达温经散寒的目的。因寒性凝滞而主收引,针刺时不易得气,故应留针候气;加艾灸更能助阳散寒,使阳气得复,寒邪乃散。如寒邪在表,留于经络者,艾灸法较为相宜;若寒邪在里,凝滞脏腑,则针刺应深而久留,或配合"烧山火"针刺手法,或加用艾灸,以温针法最为适宜。

1.3.1.3 治病求本

治病求本就是在治疗疾病时要抓住疾病的根本原因,采取针对性的治疗方法。疾病在发生发展的过程中常常有许多临床表现,甚至出现假象,这就需要我们运用中医理论和诊断方法,认真地分析其发病的本质,去伪存真,坚持整体观念和辨证论治,这样才能避免犯"头痛医头、脚痛医脚"的错误,只有抓住了疾病的本质,才能达到治愈疾病的目的。

"标""本"是一个相对的概念,在中医学中具有丰富的内涵,可用以说明病变过程中各种矛盾的主次关系。如从正邪双方而言,正气为本,邪气为标;从病因与症状而论,病因为本,症状为标;从疾病的先后来看,旧病、原发病为本,新病、继发病为标,等等。治病求本是一个基本的法则,但是,在临床上常常也会遇到疾病的标本缓急等特殊情况,这时我们就要灵活掌握,处理好治标与治本的关系。

(1) 急则治标

急则治标就是当标病处于紧急的情况下,首先要治疗标病,这是在特殊情况下采取的一种权宜之法,目的在于抢救生命或缓解病人的急迫症状,为治疗本病创造有利的条件。例如,不论任何原因引起的高热抽搐,应当首先针刺大椎、水沟、合谷、太冲等穴,以泻热、开窍、熄风止痉;任何原因引起的昏迷,都应先针刺水沟,醒脑开窍;当中风患者出现小便潴留时,应首先针刺中极、水道、秩边,急利小便;然后再根据疾病的发生原因从本论治。

(2) 缓则治本

在大多数情况下,治疗疾病都要坚持"治病求本"的原则,尤其对于慢性病和急性病的恢复期有重要的指导意义。正如《素问·阴阳应象大论篇》所说:"治病必求于本"。正虚者固其本,邪盛者祛其邪;治其病因,症状可除;治其先病,后病可解;这就是"伏其所主,先其所因"的深刻含义。如肾阳虚引起的五更泄,泄泻是其症状为标,肾阳不足为本,治宜灸气海、关元、命门、肾俞。

(3) 标本同治

在临床上也可见到标病和本病并重的情况,这时我们应当采取标本同治的方法。如体虚感冒,如果一味解表可使机体正气更虚,而单纯扶正有可能留邪,因此,应当益气解表,益气为治本,解表为治标,宜补足三里、关元,泻合谷、风池、列缺等。

1.3.1.4 三因制宜

"三因制宜"是指因时、因地、因人制宜,即根据患者所处的季节(包括时辰)、地理环境和个人的具体情况,而制定适宜的治疗方法。

(1) 因时制宜

在应用针灸治疗疾病时,考虑患者所处的季节和时辰有一定意义。因为四时气候的变化对人体的生理功能和病理变化有一定的影响。如冬季人体多感受风寒,夏季多感受风热或湿热;春夏之季,阳气升发,人体气血趋向体表,病邪伤人多在浅表;秋冬之季,人体气血潜藏于内,病邪伤人多在深部;故治疗上春夏宜浅刺,秋冬宜深刺。根据人体气血流注盛衰与一日不同时辰的相应变化规律,创立了子午流注针法等。另外,因时制宜还包括针对某些疾病的发作或加重规律而选择有效的治疗时机。如精神疾患多在春季发作,故应在春季来前进行治疗;乳腺增生症患者常在经前乳房胀痛较重,治疗也应在经前一周开始。

(2) 因地制宜

由于地理环境、气候条件,人体的生理功能、病理特点也有所区别,治疗应有差异。如在寒冷的地区,治疗多用温灸,而且应用壮数较多;在温热地区,应用灸法较少。正如《素问·异法方宜论》指出"北方者……其地高陵居,风寒冰冽,其民乐野处而乳食,藏寒生满病,其治宜艾焫,南方者……其地下,水土弱,雾露之所聚也,其民嗜酸而食胕,故其民皆致理而赤色,其病挛痹,其治宜微针。"

(3) 因人制宜

就是根据患者的性别、年龄、体质等的不同特点而制定适宜的治疗方法。由于男女在生理上有不同的特点,如妇人以血为用,在治疗妇人病时要多考虑调理冲脉(血海)、任脉等。年龄不同,针刺方法也有差别。《灵枢 逆顺肥瘦》说:"年质壮大,血气充盈,肤革坚固,因加以邪,刺此者,深而留之……婴儿者,其肉脆血少气弱,刺此者,以毫针,浅刺而疾发针,日再可也。"患者个体差异更是决定针灸治疗方法的重要环节。如体质虚弱、皮肤薄嫩、对针刺较敏感者,针刺手法宜轻;体质强壮、皮肤粗厚、针感较迟钝者,针刺手法可重些。

1.3.2 针灸治疗作用

1.3.2.1 疏通经络

针灸的疏通经络作用就是可使瘀阻的经络通畅而发挥其正常生理功能,是针灸最基本和最直接的治疗作用。经络"内属于腑脏,外络于肢节",运行气血是其主要生理功能之一。经络功能正常时,气血运行通畅,脏腑器官、体表肌肤及四肢百骸得以濡养,均可发挥其正常的生理功能。若经络功能失常,气血运行受阻,则会影响人体正常的生理功能,出现病理变化而引起疾病的发生。

经络不通,气血运行受阻,其临床症状常常表现为疼痛、麻木、肿胀、瘀斑等症状。针灸疏通经络主要是根据经络的循行,选择相应的腧穴和针刺手法及三棱针点刺出血、梅花针叩刺、拔罐等,使经络通畅,气血运行正常,达到治疗疾病的目的。

1.3.2.2 调和阴阳

针灸的调和阴阳作用就是可使机体从阴阳的失衡状态向平衡状态转化,是针灸治疗最终达到的根本目的。阴阳学说是中医基本理论的重要内容,对认识疾病、辨证论治等均具有重要的指导意义。疾病的发生机理是极其复杂的,但从总体上可归纳为阴阳失调。若因六淫、七情等因素导致人体阴阳的偏盛偏衰,失去相对平衡,就会使脏腑经络功能活动失常,从而引起疾病的发生。"阴胜则阳病,阳胜则阴病。"针对人体疾病的这一主要病理变化,运用针灸方法调节阴阳的偏盛偏衰,可以使机体恢复"阴平阳秘"的状态,从而达到治愈疾病的目的。

针灸调和阴阳的作用,主要是通过经络阴阳属性、经穴配伍和针刺手法完成的。如中风后出现的足内翻,从经络辨证上可确定为阳(经)缓而阴(经)急,治疗时采用补阳经而泻阴经的针刺方法,平衡阴阳;阳气盛则失眠,阴气盛则多寐,根据阳蹻、阴蹻主眼睑开合的作用,取与阴蹻相通的照海和与阳蹻相通的申脉进行治疗,失眠应补阴蹻(照海)泻阳蹻(申脉),多寐则应补阳蹻(申脉)泻阴蹻(照海),使阴阳平衡。

1.3.2.3 扶正祛邪

针灸的扶正祛邪作用就是可扶助机体正气及祛除病邪。疾病的发生、发展及其转归的过程,实质上是正邪相争的过程。正胜邪退则病缓解,正不胜邪则病情加重。因此,扶正祛邪既是疾病向良性方向转归的基本保证,又是针灸治疗疾病的作用过程。

针灸治病,就在于能够发挥其扶正祛邪的作用。《素问·刺法论》篇说:"正气存内,邪不可干。"《素问·评热病论》说:"邪之所凑,其气必虚。"说明疾病的发生,是由于正气相对不足,邪气相对强盛所致。因此,治疗上必须坚持扶正祛邪的原则。在临床上扶正祛邪就是通过补虚泻实原则来实现的。

1.3.3 针灸处方

针灸处方就是在中医理论尤其是经络学说等指导下,依据选穴原则和配穴方法,选取腧穴并进行配伍,确立刺灸法而形成的治疗方案。针灸处方包括两大要素即穴位和刺灸法。

1.3.3.1 穴位的选择

穴位是针灸处方的第一组成要素,穴位选择否是精当直接关系着针灸的治疗效果。在确定处方穴位时,我们应该遵循基本的选穴原则和配穴方法。

(1)选穴原则

就是临证选取穴位应该遵循的基本法则,包括近部选穴、远部选穴和辨证对症选穴。近部选穴和远部选穴是主要针对病变部位而确定穴位的选穴原则。辨证对症选穴是针对疾病表现出的症候或症状而选取穴位的原则。

对症选穴是根据疾病的特殊症状而选取穴位的原则,是腧穴特殊治疗作用及临床经验在针灸处方中的具体运用。如哮喘选定喘穴;虫证选百虫窝;腰痛选腰痛点;落枕选落枕穴;崩漏选断红穴等;这是大部分奇穴的主治特点。

（2）配穴方法

就是在选穴原则的指导下，针对疾病的病位、病因病机等，选取主治作用相同或相近，或对于治疗疾病具有协同作用的腧穴进行配伍应用的方法。临床上穴位配伍的方法多种多样，但总体可归纳为两大类即经脉配穴法、部位配穴法。

按经脉配穴法：经脉配穴法是以经脉或经脉相互联系而进行穴位配伍的方法，主要包括本经配穴法、表里经配穴法、同名经配穴法。按部位配穴法是结合身体上腧穴分布的部位进行穴位配伍的方法，主要包括上下配穴法、前后配穴法、左右配穴法。

1.3.3.2 刺灸法的选择

刺灸法是针灸处方的第二组成要素，包括疗法的选择、操作方法和治疗时机的选择。

（1）疗法的选择

是针对患者的病情和具体情况而确立的治疗手段。如用毫针疗法、灸疗法、火针法还是拔罐疗法、皮肤针疗法等，均应说明。

（2）操作方法的选择

当确立了疗法后，要对疗法的操作进行说明。如毫针疗法用补法还是泻法；艾灸用温和灸还是斑痕灸等；尤其是对于处方中的部分穴位，当针刺操作的深度、方向等不同于常规的方法时，要特别表明。针刺治疗疾病可每日1次或每日2次等，应根据疾病的具体情况而定。

（3）治疗时机的选择

治疗时机是提高针灸疗效的重要方面。一般来说，针灸治疗疾病没有特殊严格的时间要求。但是，临床上针灸治疗部分疾病在时间上有极其重要的意义。如痛经在月经来潮前几天开始针灸，直到月经过去为止；女性不孕症，在排卵期前后几大连续针灸等等；这样都能大大地提高疗效，因此，也应在处方中表明。

1.3.4 特定穴的应用

特定穴的概念和分类在腧穴总论中已经论述过，本节主要讨论特定穴在临床上的具体运用。

1.3.4.1 五输穴的临床应用

五输穴在临床上的应用非常广泛，是远部选穴的主要穴位。十二经脉中每条经有五个穴位属于五输穴，故人体共有五输穴六十个。五输穴不仅有经脉归属，而且具有自身的五行属性，按照"阴井木""阳井金"的规律进行配属。根据古代文献和临床实

际,五输穴的应用可归纳为以下几点:

(1) 按五输穴主病特点选用

《灵枢·邪气脏腑病形》说:"荥输治外经",指出了荥穴和输穴主要治疗经脉循行所过部位的病证,这是与下合穴主要治疗内腑病证特点相对而言。《灵枢·顺气一日分为四时》云"病在脏者,取之井;病变于色者,取之荥;病时间时甚者,取之输;病变于音者,取之经;经满而血者,病在胃及以饮食不节得病者,取之合。"其后《难经》又作了补充:"井主心下满,荥主身热,输主体重节痛,经主喘咳寒热,合主逆气而泄。"综合近代临床的应用情况,井穴多用于急救,如点刺十二井穴可抢救昏迷;荥穴主要用于治疗热证,如胃火牙痛选胃经的荥穴内庭可清泻胃火。

(2) 按五行生克关系选用

《难经·六十九难》提出"虚者补其母,实者泻其子"的观点,将五输穴配属五行,然后按"生我者为母,我生者为子"的原则,虚证用母穴,实证用子穴。这一取穴法亦称为子母补泻取穴法。在具体运用时,分本经子母补泻和他经子母补泻两种方法。例如,肺经的实证应"泻其子",肺在五行中属"金",因"金生水","水"为"金"之子,故可选本经五输穴中属"水"的合穴即尺泽;肺经的虚证应"补其母",肺属"金","土生金","土"为"金"之母,因此,应选本经属"土"的五输穴,即输穴太渊;这都属于本经子母补泻法。同样用肺经实证来举例,在五行配属中肺属"金",肾属"水",肾经为肺经的"子经",根据"实则泻其子"的原则,应在其子经(肾经)上选取"金"之"子"即属"水"的五输穴,为肾经合穴阴谷。

(3) 按时选用

天人相应是中医整体观念的重要内容,经脉的气血运行和流注也与季节和每日时辰的不同有密切的关系。《难经·七十四难》云:"春刺井,夏刺荥,季夏刺输,秋刺经,冬刺合。"这实质上是根据手足三阴经的五输穴均以井木为始,与一年的季节顺序相应而提出的季节选穴法。另外,子午流注针法则是根据一日之中十二经脉气血盛衰开合的时间,而以不同的五输穴,本针法将在附篇中介绍。

1.3.4.2 原穴、络穴的临床应用

原穴与脏腑之原气有着密切的联系,《难经·六十六难》说:"三焦者,原气之别使也,主通行原气,历经于五脏六腑。"三焦为原气之别使,三焦之气导源于肾间动气,输布全身,调和内外,宣导上下,关系着脏腑气化功能,而原穴正是其所流注的部位。《灵枢·九针十二原》指出:"五脏六腑之有疾者,皆取其原也。"因此,原穴主要用于治疗相关脏腑的疾病,也可协助诊断。

络穴是络脉从本经别出的部位,络穴除可治疗其络脉的病证外,由于十二络脉具有加强表里两经的联系作用,因此,络穴又可治疗表里两经的病证,正如《针经指南》所云:"络穴正在两经中间……若刺络穴,表里皆活。"如肝经络穴蠡沟,既可治疗肝经病证,又可治疗胆经病证;同样胆经络穴光明,既可治疗胆经病证,又可治疗肝经病证。督脉络穴为长强,任脉络穴为鸠尾,脾之大络为大包,主要扩大了经脉的主治范围。

临床上常把先病经脉的原穴和后病的相表里的经脉络穴相配合,称为原络配穴法或主客原络配穴法,是表里经配穴法的典型实例。如肺经先病,先取其经的原穴太渊,大肠后病,再取该经络穴偏历。反之,大肠先病,先取本经原穴合谷,肺经后病,后取该经络穴列缺。

1.3.4.3 背俞穴、募穴的临床应用

背俞穴位于背腰部的膀胱经线上,募穴则位于胸腹部,故又称为"腹募穴";由于背俞穴和募穴都是脏腑之气输注和汇聚的部位,在分布上大体与对应的脏腑所在部位的上下排列相接近,因此,主要用于治疗相关脏腑的病变。如肺热咳嗽,可泻肺之背俞穴肺俞;寒邪犯胃出现的胃痛,可灸胃之募穴中脘。另外,背俞穴和募穴还可用于治疗与脏腑经络相联属的组织器官疾患,如肝开窍于目,主筋,目疾、筋病可选肝俞;肾开窍于耳,耳疾可选肾俞。

根据《难经·六十七难》"阴病行阳,阳病行阴。故令募在阴,俞在阳。"及《素问·阴阳应象大论》"从阴引阳,从阳引阴"等论述,脏病(阴病)多与背俞穴(阳部)相关,腑病(阳病)多与募穴(阴部)联系。临床上腑病多以其募穴,脏病多选其背俞穴。当然,这仅是从阴阳理论角度来运用俞、募穴的一种方法,并不是绝对的。《灵枢·卫气》云:"气在胸者,止之膺与背腧。气在腹者,止之背俞……"。说明了脏腑之气可通过气街与其俞、募穴相联系。由于俞、募穴均与脏腑之气的密切联系,因此,临床上常常把病变脏腑的俞、募穴配合运用,以发挥其协同作用,就是俞募配穴法,是前后配穴法典型的实例。《素问·奇病论》载:"口苦者……此人者,数谋虑不决,故胆虚,气上溢,而为之口苦。治之以胆募、俞。"即是最早记载的俞募配穴法。

1.3.4.4 八脉交会穴的临床应用

八脉交会穴是古人临床实践中总结出可治疗奇经八脉病症的八个腧穴,认为这八个腧穴分别与相应的奇经八脉经气相通。《医学入门》说:"周身三百六十穴,六十六穴又统于八穴。"这里的"八穴"就是指八脉交会穴,足见古人对其重视。在临床上当奇经八脉出现相关的疾病时,可以对应的八脉交会穴来治疗。如督脉出现的脊柱强

痛,可选后溪;冲脉出现的胸腹气逆,可选公孙。另外,临床上也可把公孙和内关,后溪和申脉,足临泣和外关,列缺和照海相配,治疗有关部位的疾病,见表6～表7。古人还以八脉交会穴为基础,创立按时取穴的灵龟八法和飞腾八法,见附篇。

1.3.4.5　八会穴的临床应用

八会穴即脏会章门,腑会中脘,气会膻中,血会膈俞,筋会阳陵泉,脉会太渊,骨会大杼,髓会绝骨。这八个穴位虽属于不同经脉,但对于各自所会的脏、腑、气、血、筋、脉、骨、髓相关的病症有特殊的治疗作用,临床上常把其作为治疗这些病症的主要穴位。如六腑之病,可选腑之会穴中脘;血证可选血之会穴膈俞等。《难经·四十五难》说:"热病在内者,取其会之穴也。"提示八会穴还可治疗相关的热病。

2 外感病证

外感病症的主要证候有邪在肺卫、湿邪困脾、肠道湿热、邪在少阳以及肺热证、胆热证、胃热证、腑实证、膀胱热证等。这些证候的共同特征是具有季节性、发病急、病程短,均不外是由于外邪袭表、外邪入里和外邪留恋引起相应脏腑功能失常所致的症候。但不同外感病证因其病邪性质不同,脏腑受损有异,它们的症候特征也各有区别。

2.1 感冒

感冒是感受触冒风邪或时行病毒,引起肺卫功能失调,出现鼻塞,流涕,喷嚏,头痛,恶寒,发热,全身不适等主要临床表现的一种外感疾病。感冒又有伤风、冒风、伤寒、冒寒、重伤风等名称。

2.1.1 病因病机

2.1.1.1 六淫病邪

风寒暑湿燥火均可为感冒的病因,因风为六气之首,"百病之长",故风为感冒的主因。六淫侵袭有当令之时气和非时之气。由于气候突变,温差增大,感受当令之气,如春季受风,夏季受热,秋季受燥,冬季受寒等病邪而病感冒;再就是气候反常,春应温而反寒,夏应热而反凉,秋应凉而反热,冬应寒而反温,人感"非时之气"而病感冒。

淫之间可单独致感冒,但常常是互相兼夹为病,以风邪为首,冬季夹寒,春季夹热,夏季夹暑湿,秋季夹燥,梅雨季节夹湿邪等。由于临床上以冬、春两季发病率较高,故而以夹寒、夹热为多见而成风寒、风热之证。

2.1.1.2 时行病毒

时行者指与岁时有关,每2~3年一小流行,每10年左右一大流行的邪气;病毒者指一种为害甚烈的异气,或称疫疠之气,具有较强传染性的邪气。《诸病源候论·时气病诸侯》:"因岁时不和,温凉失节,人感乖戾之气而生病者,多相染易",即指时行病毒之邪。人感时行病毒而病感冒则为时行感冒。

六淫病邪或时行病毒能够侵袭入体引起感冒，除因邪气特别盛外，总是与人体的正气失调有关。或是由于正气素虚，或是素有肺系疾病，不能调节肺卫而感受外邪。即使体质素健，若因生活起居不慎，如疲劳、饥饿而机体功能状态下降，或因汗出衣裹冷湿，或餐凉露宿，冒风沐雨，或气候变化时未及时加减衣服等，正气失调，腠理不密，邪气得以乘虚而入。

因此，感冒是否发生决定于正气与邪气两方面的因素，一是正气能否御邪，有人常年不易感冒，即是正气较强常能御邪之故，有人一年多次感冒，即是正气较虚不能御邪之故，"邪之所凑，其气必虚"，提示了正气不足或卫气功能状态暂时低下是感冒的决定因素；二是邪气能否战胜正气，即感邪的轻重，邪气轻微不足以胜正则不病感冒，邪气盛如严寒、时行病毒，邪能胜正则亦病感冒，所以邪气是感冒的重要因素。

以风为首的六淫病邪或时邪病毒，侵袭入体的途径或从口鼻而入，或从皮毛而入。因风性轻扬，《素问·太阴阳明论》说："伤于风者上先受之"，肺为脏腑之华盖，其位最高，开窍于鼻，职司呼吸，外主皮毛，其性娇气，不耐邪侵，故外邪从口鼻、皮毛入侵，肺卫首当其冲。感冒的病位在肺卫，其基本病机是外邪影响肺卫功能失调，导致卫表不和，肺失宣肃，尤以卫表不和为主要方面。卫表不和，故见恶寒、发热、头痛、身痛、全身不适等症；肺失宣肃，故见鼻塞、流涕、喷嚏、喉痒、咽痛等症。

由于四时六气不同，人体素质之差异，在临床上有风寒、风热和暑热等的不同证候，在病程中还可见寒与热的转化或错杂。感受时行病毒者，病邪从表入里，传变迅速，病情急且重。

2.1.2 临床表现

感冒起病较急，骤然发病，无潜伏期（或潜伏期极短）。病程短，少者3~5天，多者7~8天。以肺卫症状为主症，如鼻塞、流涕、喷嚏、咳嗽、恶寒、发热、全身不适等。症状表现呈多样化，以鼻咽部痒、干燥、不适为早期症状，继则喷嚏、鼻塞或疲乏、全身不适等，轻则上犯肺窍，症状不重，易于痊愈；重则高热、咳嗽、胸痛，呈现肺卫证候。

时行感冒起病急，全身症状较重，高热，体温可达39~40℃，全身酸痛，待热退之后，鼻塞流涕、咽痛、干咳等肺系症状始为明显。重者高热不退，喘促气急，唇甲青紫，甚则咯血，部分患者出现神昏谵妄，小儿可发生惊厥，出现传变。

2.1.3 诊断

根据气候突然变化，有伤风受凉，淋雨冒风的经过，或时行感冒正流行之际。起病较急,病程较短,病程 3~7 天,普通感冒一般不传变。典型的肺卫症状,初起鼻咽部痒而不适,鼻塞、流涕、喷嚏,语声重浊或声嘶,恶风、恶寒,头痛等。继而发热,咳嗽,咽痛,肢节酸重不适等。部分患者病及脾胃,而兼有胸闷,恶心,呕吐,食欲减退,大便稀溏等症。时行感冒呈流行性发病,多人同时发病,迅速蔓延。起病急,全身症状显著,如高热、头痛、周身酸痛、疲乏无力等,而肺系症状较轻。四季皆有,以冬春季为多见。

2.1.4 鉴别诊断

(1)外感咳嗽

当感冒出现发热恶寒、咳嗽时,易与外感咳嗽相混,其鉴别应以主症为主,若发热恶寒症状突出者,按感冒论治;咳嗽吐痰,甚则喘息症状突出者,辨为外感咳嗽病证。

(2)外感头痛

当感冒出现发热恶寒、头痛时,易与外感头痛相混,其鉴别应以主症为主,若发热恶寒症状突出者,按感冒论治;若头痛明显,以其为主要痛苦者,应辨为外感头痛病证。

(3)风温肺病感冒

与早期风温肺病都有肺卫方面的症状,但感冒一般病情轻微,发热不高或不发热,病势少有传变,服解表药后多能汗出热退,病程较短。而风温肺病其病情较重,咳嗽较甚,或咳则胸痛,甚或咳铁锈色痰,必有发热,甚至高热寒战,服解表药后热虽暂减,但旋即又起,多有传变,由卫而气,入营入血,甚则神昏、谵妄、惊厥等。

(4)鼻渊感冒

与鼻渊均可见鼻塞流涕,或伴头痛等症。但鼻渊多流浊涕腥臭,感冒一般多流清涕,并无腥臭味;鼻渊眉额骨处胀痛、压痛明显,一般无恶寒发热,感冒寒热表证明显,头痛范围不限于前额或眉骨处;鼻渊病程漫长,反复发作,不易断根,感冒愈后不再遗留鼻塞、流腥臭浊涕等症状。

2.1.5 辨证论治

2.1.5.1 辨证要点

(1)辨风寒感冒与风热感冒

感冒常以风夹寒、夹热而发病,因此临床上应首先分清风寒、风热两证。二者均有恶寒、发热、鼻塞、流涕、头身疼痛等症,但风寒证恶寒重发热轻,无汗,鼻流清涕,口不渴,舌苔薄白,脉浮或浮紧;风热证发热重恶寒轻,有汗,鼻流浊涕,口渴,舌苔薄黄,脉浮数。

(2) 辨普通感冒与时行感冒

普通感冒呈散发性发病,肺卫症状明显,但病情较轻,全身症状不重,少有传变;时行感冒呈流行性发病,传染性强,肺系症状较轻而全身症状显著,症状较重,且可以发生传变,入里化热,合并它病。

(3) 辨常人感冒与虚人感冒

普通人感冒后,症状较明显,但易康复。平素体虚之人感冒之后,缠绵不已,经久不愈或反复感冒。在临床上还应区分是气虚还是阴虚。气虚感冒者,兼有倦怠乏力,气短懒言,身痛无汗,或恶寒甚,咳嗽无力,脉浮弱等症。阴虚感冒者,兼有身微热,手足心发热,心烦口干,少汗,干咳少痰,舌红,脉细数。

2.1.5.2 治疗原则

(1) 解表达邪

感冒由外邪客于肌表引起,应遵循《素问·阴阳应象大论》"其在皮者,汗而发之"之意,采用辛散解表的法则,祛除外邪,邪去则正安,感冒亦愈。解表之法应根据所感外邪寒热暑湿的不同,而分别选用辛温、辛凉、清暑解表法。时行感冒的病邪以时行病毒为主,解表达邪又很重视清热解毒。

(2) 宣通肺气

感冒的病机之一是肺失宣肃,因此宣通肺气有助于使肺的宣肃功能恢复正常,肺主皮毛,宣肺又能协助解表,宣肺与解表相互联系,又协同发挥作用。

照顾兼证虚人感冒应扶正祛邪,不可专事发散,以免过汗伤正。病邪累及胃肠者,又应辅以化湿、和胃、理气等法治疗,照顾其兼证。

2.1.5.3 药物治疗

(1) 风寒感冒

症状:恶寒重,发热轻,无汗,头痛,肢节酸疼,鼻塞声重,时流清涕,喉痒,咳嗽,痰吐稀薄色白,舌苔薄白,脉浮或浮紧。

治法:辛温解表,宣肺散寒。

方药:荆防败毒散。本方以荆芥、防风解表散寒;柴胡、薄荷解表疏风;羌活、独活散寒除湿,为治肢体疼痛之要药;川芎活血散风止头痛;枳壳、前胡、桔梗宣肺利气;茯苓、甘草化痰和中。风寒重,恶寒甚者,加麻黄、桂枝,头痛加白芷,项背强痛加葛根;风寒夹湿,身热不扬,身重苔腻,脉濡者,用羌活胜湿汤加减;风寒兼气滞,胸闷呕恶者,用香苏散加减;表寒兼里热,又称"寒包火",发热恶寒,鼻塞声重,周身酸痛,无汗口渴,

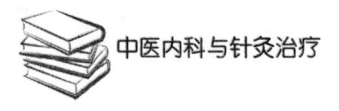

咽痛,咳嗽气急,痰黄黏稠,或尿赤便秘,舌苔黄白相兼,脉浮数,解表清里,用双解汤加减。

风寒感冒可用成药如午时茶、通宣理肺丸等,轻证亦可用生姜10克,红糖适量,煎水服用。

(2)风热感冒

症状:发热,微恶风寒,或有汗,鼻塞喷嚏,流稠涕,头痛,咽喉疼痛,咳嗽痰稠,舌苔薄黄,脉浮数。

治法:辛凉解表,宣肺清热。

方药:银翘散。本方以金银花、连翘辛凉透表,兼以清热解毒;薄荷、荆芥、淡豆豉疏风解表,透热外出;桔梗、牛蒡子、甘草宣肺祛痰,利咽散结;竹叶、芦根甘凉轻清,清热生津止渴。发热甚者,加黄芩、石膏、大青叶清热;头痛重者,加桑叶、菊花、蔓荆子清利头目;咽喉肿痛者,加板蓝根、玄参利咽解毒;咳嗽痰黄者,加黄芩、知母、浙贝母、杏仁、瓜蒌壳清肺化痰;口渴重者,重用芦根,加花粉、知母清热生津。

时行感冒,呈流行性发生,寒战高热,全身酸痛,酸软无力,或有化热传变之势,重在清热解毒,方中加大青叶、板蓝根、蚤休、贯众、石膏等。风热感冒可用成药银翘解毒片(丸)、羚翘解毒片、桑菊感冒冲剂等。时行感冒用板蓝根冲剂等。

(3)暑湿感冒

症状:发生于夏季,面垢身热汗出,但汗出不畅,身热不扬,身重倦怠,头昏重痛,或有鼻塞流涕,咳嗽痰黄,胸闷欲呕,小便短赤,舌苔黄腻,脉濡数。

治法:清暑祛湿解表。

方药:新加香薷饮。本方以香薷发汗解表;金银花、连翘辛凉解表;厚朴、扁豆和中化湿。暑热偏盛,加黄连、青蒿、鲜荷叶、鲜芦根清暑泄热;湿困卫表,身重少汗恶风,加清豆卷、藿香、佩兰芳香化湿宣表;小便短赤,加六一散、赤茯苓清热利湿。

暑湿感冒或感冒而兼见中焦诸症者,可用成药藿香正气丸(片、水、软胶囊)等。

(4)体虚感冒

年老或体质素虚,或病后,产后体弱,气虚阴亏,卫外不固,容易反复感冒,或感冒后缠绵不愈,其证治与常人感冒不同。

气虚感冒素体气虚者易反复感冒,感冒则恶寒较重,或发热,热势不高,鼻塞流涕,头痛,汗出,倦怠乏力,气短,咳嗽咯痰无力,舌质淡苔薄白,脉浮无力。治法为益气解表,方用参苏饮加减。药物以人参、茯苓、甘草益气以驱邪;苏叶、葛根疏风解表;半夏、陈皮、桔梗、前胡宣肺理气、化痰止咳;木香、枳壳理气调中;姜、枣调和营卫。表虚自汗者,加黄芪、白术、防风益气固表;气虚甚而表证轻者,可用补中益气汤益气解表。凡气虚易于感冒者,可常服玉屏风散,增强固表卫外功能,以防感冒。

阴虚感冒阴虚津亏,感受外邪,津液不能作汗外出,微恶风寒,少汗,身热,手足心热,头昏心烦,口干,干咳少痰,鼻塞流涕,舌红少苔,脉细数。治法为滋阴解表,方用加减葳蕤汤加减。方中以白薇清热和阴,玉竹滋阴助汗;葱白、薄荷、桔梗、豆豉疏表散风;甘草、大枣甘润和中。阴伤明显,口渴心烦者,加沙参、麦冬、黄连、天花粉清润生津除烦。

2.1.5.4 针灸诊疗

治法:祛风解表。取手太阴经、手阳明经、督脉穴为主。

主穴:列缺、合谷、风池、大椎、外关。

配穴:风寒证配风门、肺俞;风热证配曲池、尺泽;暑湿证配足三里、中脘。头痛配印堂、太阳;鼻塞流涕配迎香;咳嗽配肺俞、天突;咽喉肿痛配少商、商阳;全身酸痛配身柱。

方义:本病病位在肺卫,太阴、阳明互为表里,故取手太阴、手阳明经列缺、合谷原络配穴以祛风解表;风池为治风要穴,取之既可疏散风邪,又可与列缺、合谷相配清利头目,宣肺利咽止咳。督脉主一身之阳气,温灸大椎可通阳散寒,刺络拔罐可清泻热邪;外关为手少阳三焦经的络穴,又为八脉交会穴,通于阳维脉,"阳维为病苦寒热",取之可通利三焦,疏风清热。

操作:诸穴均宜浅刺。风寒证可加灸法;风热证大椎可行刺络拔罐。少商、商阳用点刺放血法。

2.1.6 转归预后

风寒感冒,寒热不退,邪气可化热而见口干欲饮,痰转黄稠,咽痛等症状。反复感冒,引起正气耗散,可由实转虚;或在素体亏虚的基础上反复感邪,以致正气愈亏,而成本虚标实之证。感冒未及时控制亦有转化为咳嗽、心悸、水肿等其他疾病者。

一般而言,感冒的预后良好,但对老年、婴幼、体弱患者及时行感冒之重症,可以诱发其他宿疾而使病情恶化甚至出现严重的后果。

2.1.7 预防与调摄

加强体育锻炼,增强机体适应气候变化的调节能力,在气候变化时适时增减衣服,注意防寒保暖,慎接触感冒病人以免时邪入侵等,对感冒的预防有重要作用。尤其是时行感冒的流行季节,预防服药一般可使感冒的发病率大为降低。主要药物有贯众、大青叶、板蓝根、鸭跖草、藿香、佩兰、薄荷、荆芥等。不过随着季节的变化,预防感冒的药物亦有所区别。如冬春季用贯众、紫苏、荆芥;夏季用藿香、佩兰、薄荷;时邪毒盛,流行广泛用板蓝根、大青叶、菊花、金银花等。常用食品如葱、大蒜、食醋亦有预防作用。

感冒病人应适当休息,多饮水,饮食以素食流质为宜,慎食油腻难消化之物。卧室空气应流通,但不可直接吹风。药物煎煮时间宜短,取其气全以保留芳香挥发有效物质,无汗者宜服药后进热粥或覆被以促汗解表,汗后及时换干燥洁净衣服免再次受邪。

2.2　外感发热

外感发热是指感受六淫之邪或温热疫毒之气,导致营卫失和,脏腑阴阳失调,出现病理性体温升高,伴有恶寒、面赤、烦躁、脉数等为主要临床表现的一类外感病证。外感发热,古代常名之为"发热""寒热""壮热"等。

2.2.1　病因病机

2.2.1.1　外感六淫

由于气候反常,或人体调摄不慎,风、寒、暑、湿、燥、火乘虚侵袭入体而发为外感热病。六淫之中,以火热暑湿致外感发热为主要病邪,风寒燥邪亦能致外感发热,但它们常有一个化热的病理过程。六淫间可以单独致病,亦可以两种以上病邪兼夹致病,如风寒、风热、湿热、风湿热等。外感发热病因的差异性,与季节、时令、气候、地区等因素有关。

2.2.1.2　感受疫毒

疫毒又称戾气、异气,为一种特殊的病邪,致病力强,具有较强的季节性和传染性。疫疠之毒,其性猛烈,一旦感受疫毒,则起病急骤,传变迅速,卫表症状短暂,较快出现高热。

外邪入侵人体的途径,多由皮毛或口鼻而入。一般说来,六淫之邪,由皮毛肌腠而入,由表入里,传至脏腑,发为热病。疫毒之邪,多由口鼻而侵,由上而下,由浅而深,发为热病。

外感发热的病机是外邪入侵,人体正气与之相搏,正邪交争于体内,则引起脏腑气机紊乱,阴阳失调,阳气亢奋,或热、毒充斥于人体,发生阳气偏盛的病理性改变,即所谓"阳胜则热"的病机。外感发热的病理性质为阳气亢奋,即属热属实。其不同的病变和临床表现,则是由感邪的性质和病邪作用的脏腑部位所决定。如病邪影响发病,火热之邪为病,热变较速,发热为主;湿热为病,其性黏滞,病变多留恋中下焦;风寒为病,则有一郁而化热的过程;疫毒为病,起病更急,传变更快,热势很甚。又如病位影响发病,随病邪作用的肺脾肝胆、胃肠膀胱等的不同,则相应脏腑的气机发生紊乱,因而就有不同的外感发热病证。

外感发热病变,病机以阳胜为主,进一步发展则化火伤阴,亦可因壮火食气而气阴两伤,若病势由气入营入血,或疫毒直陷营血,则会发生神昏、出血等危急变证。

2.2.2 临床表现

外感发热的表现形式较多,但体温升高、身热、面红、舌红、脉数等是其基本临床特征。外感发热起病急骤,多有 2 周左右的中度发热或高热,也有少数疾病是微热者。热型有发热恶寒、但热不寒、蒸蒸发热、身壮热、身热不扬、寒热往来、潮热等。发热时间,短者几日即退,长者持续 10 余日或更长时间热势不解。最常伴见口干烦渴,尿少便秘,舌上少津等热伤津液之症。除发热外,必伴随有病变相关脏腑功能失调的症状,如咳嗽、胸痛、胁肋胀满、便秘、泄泻、小便频急等。

2.2.3 诊断

体温升高,口腔温度在37.3度以上,或腋下温度在37度以上,直肠温度在37.6℃以上,并持续数小时以上不退者,或体温下降后,又逐渐升高,或伴有恶寒、寒战、口渴喜饮、舌红苔黄、脉数等症。

起病急,一般在 3 日之内。病程较短,约 2 周左右。

具有相关脏腑为热所扰的功能紊乱症状,如咳嗽、胸痛、喘息、泄泻等症。具有感受外邪、疫毒史,或有不洁饮食史、输血传染史等。具有西医学感染性疾病的有关实验室检查依据,如血象白细胞总数及中性粒细胞升高,血沉增加,尿中有脓细胞,大便中有脓细胞、吞噬细胞,血、尿、骨髓细菌培养阳性,X 线检查肺部有炎性改变,B 超检查胆囊体积缩小,收缩及排泄功能差等炎性改变等。

2.2.4 鉴别诊断

2.2.4.1 内伤发热

外感发热与内伤发热均以发热为主症,故须加以鉴别。可从病因、病程、热势及伴发症等方面进行鉴别。外感发热,由感受外邪所致,体温较高,多为中度发热或高热,发病急,病程短,热势重,常见其他外感热病之兼症,如恶寒、口渴、面赤、舌红苔黄、脉

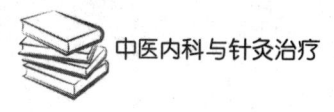

数,多为实热证。内伤发热,由脏腑之阴阳气血失调所致,热势高低不一,常见低热而有间歇,其发病缓,病程长,数周、数月以至数年,多伴有内伤久病虚性证候,如形体消瘦,面色少华,短气乏力,倦怠食欲缺乏,舌质淡,脉数无力,多为虚证或虚实夹杂之证。

2.2.4.2 寒热真假

在疾病过程中,当热极或寒极之际,可出现与其本病寒热不符的假象,即真热假寒和真寒假热。故对疾病过程中的寒与热应鉴别其真假,因其有假寒象而不识其外感发热的本质,因其有假热象而不识其非外感发热病,由此将产生严重的后果。

真热假寒证:有一个发热的过程,且起病急,病情进展快,热势甚高,很快进入手足厥冷的假象,但身虽大寒,而反不欲近衣;口渴而喜冷饮;胸腹灼热,按之烙手;脉滑数,按之鼓指;苔黄燥起刺,或黑而干燥。尤以发热经过、胸腹灼热及舌苔为鉴别的重点。

真寒假热证:一般(也有例外)出现于慢性病或重病的过程中,身虽热,而反欲得衣被;口虽渴,但喜热饮;脉虽数,而不鼓指,按之乏力,或微细欲绝;苔虽黑,而润滑。尤以舌苔、脉象为鉴别的重点。

2.2.5 辨证论治

2.2.5.1 辨证要点

热型在一定程度上可以反映外感发热的病位、病势、病邪性质等,因此外感发热的辨证要点是辨识热型。

发热恶寒指发热与恶寒同时存在,体温多在39℃以上,提示病证在卫表。

壮热指但热不寒,且热势很盛,体温在39~40℃之间,甚至更高,一日之内波动很小,高热不退,持续时间达数天或更长。多见于气分发热、肺系邪热及暑热病邪所致发热。

寒热往来指恶寒与发热交替出现,寒时不热,热时不寒,一日数次发作。提示病位在少阳、肝胆,或由疟邪所致的病症。

潮热指热势盛衰起伏有时,如潮汛一般。外感之潮热,多属实证,热势较高,热退不净,定时又复升高,多见于阳明腑实证、湿温证以及热入营血证等。

不规则发热指发热持续时间不定,热势变动并无规律,见于时行感冒、风湿热所感等。

2.2.5.2 治疗原则

"热者寒之",外感发热以清热为治疗原则,根据病邪性质、病变脏腑、影响气血津液的不同,又有清热解毒、清热利湿、通腑泻下、清泻脏腑、养阴益气等治法,以达清除邪热、调和脏腑之目标。

清热解毒选用具有解毒作用的清热药物来治疗外感发热,此法为治疗外感发热的主法,可应用于外感发热的各个阶段,是顿挫热毒,防止传变的关键,也是退热保阴的重要措施。此法常与清脏腑、除湿、凉血等法配合应用。

清热利湿选用苦寒清热药与清利小便等药配伍,达到湿去热清的目的,常用于湿热病邪引起的脾胃、肝胆、肠道、膀胱等处的外感发热病。

通腑泻下采用泻下与清热相结合的一种方法,是法通过泻下以去积、利气、排毒,釜底抽薪,顿挫热势,从而达到泻热存阴之目的。尤其适用于热积胃肠、阳明腑实证。

清泻脏腑利用药物的归经,选用对相应脏腑有清热作用的方药,以达到清肺、清胃、清肝、清胆等目的。

养阴益气因本法不能直接祛外邪除实热,因此常与清热解毒、清营凉血等其他清热法配合应用于外感发热,以达到扶正祛邪的目的。主要适用于热病中有阴伤气耗者,外感热病后期应用最多,在热势炽盛时亦有配伍应用者,如白虎加入参汤、增液承气汤即是其例。

随疫毒进入营血分所形成的不同证候,外感发热还有清热凉血、清热止血、清热活血、清营开窍、清热息风等治法。

2.2.5.3 分证论治

(1) 卫表证

症状:发热恶寒,鼻塞流涕,头身疼痛,咳嗽,或恶寒甚而无汗,或口干咽痛,或身重脘闷,舌苔薄白或薄黄,脉浮。

治法:解表退热。

方药:荆防败毒散、银翘散。

外感发热初起,病邪尚未入里化热,或疫毒热邪暂居卫表,正邪相争的病机及其症状,与感冒颇为相似,二者很难区别,只有在治疗中动态观察才能鉴别。此时仍按感冒的各种治法进行辨证论治,风寒证选用荆防败毒散为主方,风热证选用银翘散为主方。

(2) 肺热证

症状:壮热胸痛,咳嗽喘促,痰黄稠或痰中带血,口干,舌红苔黄,脉数。

治法:清热解毒,宣肺化痰。

方药:麻杏石甘汤。本方重用辛寒之石膏,合麻黄共奏清里达表、宣肺平喘之效;杏仁、甘草化痰利气。常加银花、连翘、黄芩、鱼腥草、蒲公英等加强清热解毒,加金荞麦、葶苈子、前胡、浙贝母泻肺涤痰。胸痛甚者,加郁金、瓜蒌、延胡索通络止痛。痰涌便秘者,加大黄、芒硝通腑泄热。

（3）胃热证

症状:壮热,口渴引饮,面赤心烦,口苦口臭,舌红苔黄,脉洪大有力。

治法:清胃解热。

方药:白虎汤。本方以生石膏配知母,清胃泻火;粳米、甘草和胃生津。可加金银花、连翘、黄连、芦根清热解毒。若大便秘结者,加大黄、芒硝通腑泄热。若发斑疹者,加犀角(水牛角)、玄参、丹皮清热凉血。

（4）腑实证

症状:壮热,日晡热甚,腹胀满,大便秘结或热结旁流,烦躁谵语,舌苔焦躁有芒刺,脉沉实有力。

治法:通腑泄热。

方药:大承气汤。本方以大黄苦寒泄热,通腑泻下;芒硝咸寒润燥,软坚散结;佐以厚朴、枳实行气导滞。可加黄芩、山栀清泻实热。热结液亏,燥屎不行者,加生地、玄参增液润燥。

（5）胆热证

症状:寒热往来,胸胁苦满,或胁肋肩背疼痛,口苦咽干,或恶心呕吐,或身目发黄,舌红苔黄腻,脉弦数。

治法:清热利胆。

方药:大柴胡汤本方以大黄、黄芩泻火解毒,通腑泄热;柴胡、白芍、枳实疏肝利胆;半夏、生姜和胃止呕。可加板蓝根、连翘、败酱草清热解毒,加茵陈清热利湿。若胁肋疼痛者,加延胡索、川楝子理气止痛。发黄者,加金钱草、栀子、青蒿利胆退黄。

（6）脾胃湿热证

症状:身热不扬,汗出热不解,胸腹胀满,纳呆呕恶,口渴不欲饮,或目身发黄,舌苔白腻或黄腻,脉濡数。

治法:清热利湿,运脾和胃。

方药:王氏连朴饮。本方以黄连、山栀苦寒清化湿热;半夏、厚朴燥湿除满;石菖蒲、芦根、淡豆豉和中清热除湿。可加滑石、鲜荷叶清利渗湿。若热甚者,加黄柏、黄芩清热燥湿。湿重者,加藿香、佩兰芳香化湿。黄疸者加茵陈除湿退黄。另外,还可口服甘露消毒丹,以清利湿热、芳香化浊。

（7）大肠湿热证

症状:发热,腹痛,泄泻或痢下赤白脓血,里急后重,肛门灼热,口干口苦,小便短赤,舌红苔黄腻,脉滑数。

治法:清利湿热。

方药:葛根芩连汤。本方以黄芩、黄连苦寒清热燥湿;葛根解肌清热,升清止泻。可加银花、贯众清热解毒,加木通、车前子增强利湿之效。若热甚者,加栀子、黄柏助其清热燥湿。腹满而疼痛者,加木香、槟榔以理气止痛。痢下脓血者,加白头翁、马齿苋清热解毒除湿。

(8)膀胱湿热证

症状:寒热起伏,午后热甚,尿频尿急尿痛,小便灼热黄赤,或腰腹作痛,舌红苔黄,脉滑数。

治法:清利膀胱湿热。

方药:八正散。本方以大黄、栀子清热泻火;萹蓄、瞿麦、木通、车前子、滑石利湿清热;甘草解毒止痛。热甚者,加柴胡、黄芩、蒲公英、白花蛇舌草清热解毒利湿。呕恶者,加半夏和中止呕。小腹坠胀疼痛者,加乌药、枳壳理气止痛。尿中有血者,加白茅根、小蓟清热止血。

外感发热也可以配合选用下列方法协同治疗。药物方面:柴胡注射液,每次 2～4ml,肌肉注射,每日 1～2 次;或双黄连粉针剂,每次 3g,溶入 10% 葡萄糖液或葡萄糖盐水 500ml 中,静脉滴注,每日 1 次;或清开灵注射液,每次 40～60ml,加入 10% 葡萄糖液 500ml 中,静脉滴注,或穿琥宁注射液,每次 400mg,加入 5% 或 10% 葡萄糖液 500ml,静脉滴注,每日 1 次。

亦可用复方退热滴鼻液(由银花、连翘、青蒿等制成)滴鼻,每次每侧鼻腔 3～4 滴,每 30～40 分钟 1 次。或清热解毒或通腑泻热的药物,如大黄、石膏、银花、连翘之类药物煎汤,灌肠清热。或选用酒精、冷水、冰袋之类擦敷前额、腋窝、鼠蹊等部位,物理降温。

2.2.6 转归预后

外感发热性疾病的转归,一般规律是由表入里,由卫入气,进而入营入血,伤阴耗气,甚者或动血生风、惊厥闭脱等。因所包含的病种广泛,病情有轻重,病程有长短,治疗有差异等,故预后亦有差别。一般说来,大部分外感发热者,由于正气未衰,只要经过正确的治疗,均可及时治愈。部分患者,由于感邪太盛,或治疗不力,未能控制病势的发展,出现津气大耗,或动血生风,惊厥闭脱之变证,则预后不良。

2.2.7 预防与调摄

外感发热的预防在于注意生活起居,避免感受时邪疫毒。调摄方面,首先应严密观察病情的变化,如体温、神、色、肌肤、汗液、气息、脉象等。同时注意体温的护理,如高热时配合酒精擦浴等,热深厥深时,注意保温,汗出时及时擦汗并更换干燥衣服等。由于发热易伤阴,应注意养护阴津,鼓励病人多饮用糖盐水、果汁、西瓜汁、绿豆汤、凉开水等。饮食方面宜食用清淡流质或半流质,富于营养,但易于消化的食品。

2.3 湿阻

湿阻是指湿邪阻滞中焦,运化功能减弱,以脘腹满闷,肢体困重,纳食呆滞等为主要临床特征的外感病。古代又称为"湿证""湿病""伤湿"。

湿阻之病,在江南、沿海等潮湿地区,尤其是在夏令梅雨季节较为常见,因其身困食少,影响患者的工作和生活,中医药对湿阻病的治疗有较强优势,可以取得理想的效果。

2.3.1 病因病机

感受湿邪长期阴雨,空气潮湿,或久居卑湿之地,或涉水作业,或工作于潮湿之处,或冒雨露雾湿,湿邪则易袭人而病。我国长江流域,沿海等地,每到夏令梅雨季节,雨量集中、空气潮湿,持续时间亦较长,这段时期稍有不慎,即可感湿而病。

脾虚生湿生活不节,如嗜食生冷酒醴肥甘,或饥饱不匀,损伤脾胃,脾胃运化失职,津液不得运化转输,停聚而生湿。

因此,病因有外湿与内湿之分,湿邪侵入人体的途径,就外感而言,是从体表、肌肤而入。"其伤人也,或从上,或从下,或遍体皆受,此论外感之湿邪,著于肌躯者也"(《临证指南医案·湿》)。至于内生湿邪,是因脾胃功能失职,运化失常而生。外湿与内湿在发病过程中又常相互影响。外湿发病;多犯脾胃,致脾失健运,湿从内生;而脾失健运,又容易招致外湿的侵袭。

湿阻的病位在脾,因脾为湿土,不论外湿、内湿伤人,必同气相求,故湿必归脾而害脾。湿阻的基本病机是湿邪阻滞中焦,升降失常,运化障碍。脾为湿土,其性喜燥恶湿,湿为阴邪,其性粘腻重浊,湿邪阻滞中焦脾胃,则脾为湿困,脾不能升清,胃不能降浊,脾胃运化失职。水谷既不能运化,则脘痞纳呆,腹胀,大便不爽等;水津亦不能转输,脾主肌肉,湿困肌肤则头身困重。湿性粘腻,故病势缠绵,病程较长。

2.3.2 临床表现

湿阻病起病缓慢,迁延时间较长。一般人夏发病,至秋渐缓。典型的临床表现是重、闷、呆、腻、濡。重为肢体困重,闷为脘腹痞闷,呆指纳食乏味呆滞,腻指口粘苔腻。自觉口中粘腻不适,口淡无味,或口中有甜味,一般不渴,亦有口干口苦者,但必渴不欲饮,或但欲漱水而不欲咽。总见苔腻,或白腻,或黄腻,或黄白相兼而腻。濡为脉象濡。

2.3.3 诊断

发病于江南、沿海等潮湿地区,发病于夏令梅雨季节。

起病缓慢,病势缠绵,病程较长。病位固定不移。

以肢体困重,脘腹满闷,饮食呆滞,舌苔腻浊,脉濡等为主症。

实验室理化检查,各项指标数据大致在正常范围内,多无器质性改变依据。

2.3.4 鉴别诊断

湿阻病主要应与湿温病相鉴别。他们在感受病邪湿邪、发病季节、临床症状、病势缠绵等多方面都有相似之处,但二者是不同的病变,须加以鉴别。湿温病虽亦发于夏季,具有身重疼痛,胸脘痞闷等症,但湿温属温病范畴,病邪以暑湿、湿热为主,其病状发热甚且稽留不退,病变始留恋于气分,进而会向营血传变,变证较多而病情较重。湿阻病病因以湿邪为主,症状以脾胃功能障碍为主,发热不甚、甚至无发热,病情远较湿温病为轻,一般不会发生传变和变证。

2.3.5 辨证论治

2.3.5.1 辨证要点

湿阻的辨证要点在于分清寒热,即寒湿证与湿热证。两者的共同表现有脘闷,身重,纳呆,苔腻,脉濡等,两者的鉴别则可从体温、口味、舌苔、脉象等方面进行比较。寒湿证身重而恶寒,脘腹痞闷,喜揉按,口中淡而无味,或有甜味,便溏,舌苔白腻,脉濡缓;湿热证身重而有热,脘痞似痛,不喜揉按,口中苦而粘腻,尿赤,舌苔黄腻,脉濡数。

2.3.5.2 治疗原则

治疗本病,一是祛湿,一是运脾。祛湿即是祛邪,祛除困阻脾胃之因,运脾即是恢复被困之脾胃功能。祛湿有助于运脾,运脾也有助于祛湿。

祛湿《本草纲目·十剂》有"风药可以胜湿,燥药可以除湿,淡药可以渗湿……湿而有热,苦寒之剂燥之;湿而有寒,辛热之剂燥之。"的记载。可见其主张用风药、燥药、利药以祛湿。临床根据湿是否寒化、热化,最常采用芳香化湿、苦温燥湿、苦寒燥湿治法,不论寒化、热化,均须佐以淡渗之品,有时亦佐以风药以胜湿。

运脾运脾泛指运脾、健脾、醒脾等法以健运脾胃,恢复脾之运化水湿之功能,故

《证治汇补·湿症》说:"治湿不知理脾,非其治也。"脾虚生湿为主者,治以健脾,佐以化湿;湿困而脾运呆顿者,治以醒脾、运脾为治,兼以化湿。湿从寒化,伤及脾阳者,除苦温燥湿外,还应配合温运脾阳之法。湿从热化,伤及脾阴者,又当化湿养阴并治,清热化湿而不伤阴,生津养阴而不助湿。

总之:治疗湿阻,方药应以轻疏灵动为贵,轻指剂量宜轻,轻可去实;疏指应疏利气机,顺其脾胃升降;灵指方药有效,结构灵活;动指方药不宜呆滞,忌用腻滞之晶。轻疏灵动,一则可使湿邪得以透达,再则可使脾运得以健旺。正如《临证指南医案·湿》说:"总以苦辛寒治湿热,苦辛温治寒湿,概以淡渗佐之,或再加风药,甘酸腻浊,在所不用。"

2.3.5.3 分证论治

(1) 湿困脾胃

症状:肢体困倦而重,或头重如裹,胸闷腹胀,纳食不香,口中粘腻无味,便溏,或有形寒,舌苔白腻,脉搏濡滑。

治法:芳香化湿。

方药:藿香正气散。本证主要指湿从寒化的寒湿证,代表方为藿香正气散,具有很好的化湿功效。方中以藿香、紫苏、陈皮、白芷芳香化湿;厚朴、法夏、白术苦温燥湿;大腹皮、茯苓淡渗利湿。集芳香、苦温、淡渗于一方,并配合桔梗宣通肺气,甘草甘缓和中,共奏温化寒湿之效。若口有甜味者,加佩兰以加强芳香化浊之力。若兼见食滞嗳腐吞酸者,加用山楂、神曲、鸡内金消食化滞。若腹胀便溏者,合用平胃散,以增强健脾燥湿的作用。若兼有表证寒热者,加荆芥、防风辛散表邪。

(2) 湿热中阻

症状:脘痞闷似痛,纳呆,大便不爽,口中苦而粘腻,渴不欲饮,四肢困重,或有身热不扬,汗出而热不退,舌苔黄腻,脉濡数。

治法:清热化湿。

方药:王氏连朴饮。本方以黄连、山栀苦寒清热燥湿;法夏、厚朴运脾化湿除满;石菖蒲、芦根、香豉和中清热,醒脾除湿。亦可加滑石、鲜荷叶、薏苡仁清利渗湿。脘连腹胀,加陈皮、大腹皮理气宽满。身重痛者,加木防己除湿通络止痛。本证又可吞服甘露消毒丹,每服 5~10g,日服 2 次,以清热利湿,芳香化浊。

(3) 脾虚湿滞

症状:四肢困乏,脘腹痞闷,喜揉按,大便溏薄,神疲乏力,厌食油腻,舌苔薄腻或舌质胖淡。

治法：健脾化湿。

方药：香砂六君子汤。本方以党参、茯苓、白术、甘草健脾益气；法半夏、陈皮理气化湿；木香、砂仁和胃醒脾。可加葛根、藿香升清化湿。如面浮肢肿者，加黄芪、扁豆、苡仁益气利湿消肿。

湿阻病中，尚有部分患者，在盛夏季节，出现心烦口渴，无汗或出汗较少，发热不退，胸闷，纳呆，神疲乏力，舌苔腻，脉数，此乃暑湿外袭，又名"疰夏"，可用鲜藿香、鲜荷叶、羌活、薄荷、板蓝根、六一散等清化暑湿，每能获效。

2.3.6 转归预后

本病病情变化较少，患者预后良好，多能痊愈。初起湿困脾胃，正气未伤，及时治疗，湿邪易去，脾胃功能易于恢复，若治疗不力，其转归或因湿伤阳而脾阳受损，运化失司，水湿内停而成肿胀；或因湿郁化热而成湿热中阻证。湿热交阻，若误用苦温燥湿而助热，或过用化湿利湿而伤阴，则转化为湿热夹阴虚证，化湿则伤阴，养阴则碍湿，治疗虽难，精心调治下亦能治愈。若病势迁延失治，脾气虚弱，湿邪留恋，脾不运化水湿，祛湿更难，易致病势缠绵，稍感外湿或饮食不当，又可发作或加重。

2.3.7 预防与调摄

预防方面注意改善工作、生活的潮湿环境，涉水冒雨后及时更换干衣；梅雨季节取鲜藿香、鲜佩兰及焦麦芽之类，水煎代茶饮，以芳香醒脾，和中化湿；夏季注意勿过于劳累，以免降低抗湿能力。无论是预防或调摄，饮食上慎食滋腻食品。

2.4 痢疾

痢疾是因外感时行疫毒，内伤饮食而致邪蕴肠腑，气血壅滞，传导失司，以腹痛腹泻，里急后重，排赤白脓血便为主要临床表现的具有传染性的外感疾病。

痢疾，古代亦称"肠澼""滞下"等，含有肠腑"闭滞不利"的意思。本病为最常见的肠道传染病之一，一年四季均可发病，但以夏秋季节为最多，可散在发生，也可形成流行，无论男女老幼，对本病"多相染易"，在儿童和老年患者中，常因急骤发病，高热惊厥，厥脱昏迷而导致死亡，故须积极防治。中医药对各类型痢疾有良好的疗效，尤其是久痢，在辨证的基础上，采用内服中药或灌肠疗法，常能收到显著的效果。

2.4.1 病因病机

2.4.1.1 时邪疫毒

时邪,主要指感受暑湿热之邪,痢疾多发于夏秋之交,气候正值热郁湿蒸之际,湿热之邪内侵入体,蕴于肠腑,乃是本病发生的重要因素。《景岳全书·痢疾》说:"痢疾之病,多病于夏秋之交,古法相传,皆谓炎暑大行,相火司令,酷热之毒蓄积为痢。"疫毒,非风、非寒、非暑、非湿,"乃天地间别有一种异气"(《温疫论·序》),"此气之来,无论老少强弱,触之者即病"(《温疫论·原病》),即疫毒为一种具有强烈传染性的致病邪气,故称之疠气。疫毒的传播,与岁运、地区、季节有关。时邪疫毒,混杂伤人,造成痢疾流行。

2.4.1.2 饮食不节

一是指平素饮食过于肥甘厚味或夏月恣食生冷瓜果,损伤脾胃;二是指食用馊腐不洁的食物,疫邪病毒从口而入,积滞腐败于肠间,发为痢疾。痢疾为病,发于夏秋之交,这个季节暑、湿、热三气交蒸,互结而侵袭人体,加之饮食不节和不洁,邪从口入,滞于脾胃,积于肠腑。故痢疾的病理因素有湿、热(或寒)、毒、食等,湿热疫毒之邪为多,寒湿之邪较少。病位在肠腑,与脾胃有关,这是因邪从口而入,经胃脾而滞于肠之故。故《医碥·痢》说:"不论何脏腑之湿热,皆得入肠胃,以胃为中土,主容受而传之肠也。"随着疾病的演化,疫毒太盛也可累及心、肝,病情迁延,也可穷及于肾,《景岳全书·痢疾》说:"凡里急后重者,病在广肠最下之处,而其病本则不在广肠而在脾肾。"痢疾的病机,主要是时邪疫毒积滞于肠间,壅滞气血,妨碍传导,肠道脂膜血络受伤,腐败化为脓血而成痢。肠司传导之职,传送糟粕,又主津液的进一步吸收,湿、热、疫毒等病邪积滞于大肠,以致肠腑气机阻滞,津液再吸收障碍,肠道不能正常传导糟粕,因而产生腹痛、大便失常之症。邪滞于肠间,湿蒸热郁,气血凝滞腐败,肠间脂膜血络受损,化为脓血下痢,所谓"盖伤其脏腑之脂膏,动其肠胃之脉络,故或寒或热,皆有脓血"。肠腑传导失司,由于气机阻滞而不利,肠中有滞而不通,不通则痛,腹痛而欲大便则里急,大便次数增加,便又不爽则后重,这些都是由于大肠通降不利,传导功能失调之故。

由于感邪有湿热、寒湿之异,体质有阴阳盛衰之不同,治疗有正确与否,故临床表现各有差异。病邪以湿热为主,或为阳盛之体受邪,邪从热化则为湿热痢。病邪因疫毒太盛,则为疫毒痢。病邪以寒湿为主,或阳虚之体受邪,邪从寒化则为寒湿痢。热伤阴,寒伤阳,下痢脓血必耗伤正气。寒湿痢日久伤阳,或过用寒凉药物,或阳虚之体再感寒湿之邪,则病虚寒痢。湿热痢日久伤阴,或素体阴虚再感湿热之邪,则病阴虚痢。

或体质素虚,或治疗不彻底,或收涩过早,致正虚邪恋,虚实互见,寒热错杂,使病情迁延难愈,为时发时止的休息痢。若影响胃失和降而不能进食,则为噤口痢。

2.4.2 临床表现

痢疾以腹痛腹泻、里急后重,便下赤白脓血为主要表现,但临床症状轻重差异较大。轻者,腹痛不著,里急后重不明显,大便每日次数在 10 次以下,或被误诊为泄泻;重者,腹痛、里急后重均甚,下痢次数频繁,甚至在未出现泻痢之前即有高热、神疲、面青、肢冷以至昏迷惊厥。多数发病较急,急性起病者,以发热伴呕吐开始,继而阵发性腹痛、腹泻,里急后重,下痢赤白粘冻或脓血。也有缓慢发病者,缓慢发病则发热不甚或无发热,只有腹痛、里急后重,下痢赤白粘冻或脓血的主症,下痢的次数与量均少于急性发病者。急性发病者,病程较短,一般在 2 周左右;缓慢发病者,病程较长,多数迁延难愈,甚至病程可达数月、数年之久。痢疾可散在发生,也可在同一地区形成流行。

2.4.3 诊断

夏秋流行季节发病,发病前有不洁饮食史,或有接触疫痢患者史。

具有大便次数增多而量少,下痢赤白粘冻或脓血,腹痛,里急后重等主症,或伴有不同程度的恶寒、发热等症。疫毒痢病情严重而病势凶险,以儿童为多见,急骤起病,在腹痛、腹泻尚未出现之时,即有高热神疲,四肢厥冷,面色青灰,呼吸浅表,神昏惊厥,而痢下、呕吐并不一定严重。

实验室检查:大便中可见大量红细胞,脓细胞,并有巨噬细胞或新鲜大便中发现有阿米巴滋养体、阿米巴包囊;大便或病变部位分泌物培养可有痢疾杆菌生长,或阿米巴培养阳性;钡剂灌肠 X 线检查及直肠、结肠镜检查,提示慢性痢疾、非特异性溃疡性结肠炎或结肠癌、直肠癌等改变。儿童在夏秋季节出现高热惊厥等症,而未排大便时,应清洁灌肠,取便送常规检查和细菌培养。

2.4.4 鉴别诊断

本病应与泄泻鉴别,两者多发于夏秋季节,病位在胃肠,皆由外感时邪、内伤饮食而发病,症状都有大便增多,然而两病在病位、病机和临床表现等方面都有区别。病位病机方面,痢疾病位在肠,病机重点是肠中有滞,即湿热、寒湿、疫毒、饮食壅滞肠中,妨碍传导,凝滞气血,脂膜血络受损;而泄泻病位在脾,病机重点是脾失运化,湿浊内生,清浊不分,混杂而下。临床表现方面,痢疾大便次数多而粪便少,痢下赤白脓血,泄泻泻下为稀薄粪便,颜色黄或白,无赤白脓血;痢疾下痢不爽,里急后重,泄泻泻下爽利甚至滑脱不禁；痢疾必有腹痛，伴里急后重，腹痛呈持续性，时轻时重，便后痛减而不停止，而泄泻之腹痛或有或无，多伴有肠鸣腹胀，呈阵发性，泻后痛减。因两病都为外感时邪、饮食所伤，故在一定条件下又可以互相转化，或先泻而后转痢，或先痢而后转泻。一般认为先泻后痢病情加重，病机由浅入深；先痢而后泻为病情减轻，病机由深出浅，所谓"先滞后利者易治，先利后滞者难治"。

2.4.5 辨证论治

2.4.5.1 辨证要点

（1）辨实痢、虚痢

"痢疾最当察虚实，辨寒热"（《景岳全书·痢疾》）。一般说来，起病急骤，病程短者属实；起病缓慢，病程长者多虚。形体强壮，脉滑实有力者属实；形体薄弱，脉虚弱无力者属虚。腹痛胀满，痛而拒按，痛时窘迫欲便，便后里急后重暂时减轻者为实；腹痛绵绵，痛而喜按，便后里急后重不减，坠胀甚者为虚。

（2）识寒痢、热痢

痢下脓血鲜红，或赤多白少者属热；痢下白色粘冻涕状，或赤少白多者属寒。痢下黏稠臭秽者属热；痢下清稀而不甚臭秽者属寒。身热面赤，口渴喜饮者属热；面白肢冷形寒，口和不渴者属寒。舌红苔黄腻，脉滑数者属热；舌淡苔白，脉沉细者属寒。

2.4.5.2 治疗原则

祛邪导滞 痢疾的基本病机是邪气壅滞肠中，只有祛除邪气之壅滞，才能恢复肠腑传导之职，避免气血之凝滞，脂膜血络之损伤，故为治本之法。因此，清除肠中之湿热、疫毒、冷积、饮食等滞邪颇为重要。常用祛湿、清热、温中、解毒、消食、导滞、通下等法，以达祛邪导滞之目的。

调气和血 调气和血即是顺畅肠腑凝滞之气血，祛除腐败之脂脓，恢复肠道传送功能，促进损伤之脂膜血络尽早修复，以改善腹痛、里急后重、下痢脓血等临床症状。正如刘河间所说："调气则后重自除，行血则便脓自愈"。常采用理气行滞、凉血止血、活血化瘀、去腐生肌等治法。

顾护胃气 "人以胃气为本，而治痢尤要"。这是由于治疗实证初期、湿热痢、疫毒痢的方药之中，苦寒之品较多，长时间大剂量使用，有损伤胃气之弊。因此，治痢应注意顾护胃气，并贯穿于治痢的始终。

虚证痢疾应扶正祛邪。因虚证久痢，虚实错杂，若单纯补益，则滞积不去，贸然予以通导，又恐伤正气，故应虚实兼顾，扶正祛邪。中焦气虚，阳气不振者，应温养阳气；

阴液亏虚者,应养阴清肠;久痢滑脱者·,可佐固脱治疗。

此外,古今学者提出有关治疗痢疾之禁忌,如忌过早补涩,以免关门留寇,病势缠绵不已;忌峻下攻伐,忌分利小便,以免重伤阴津,戕害正气等,都值得临床时参考借鉴。

总之,痢疾的治疗,热痢清之,寒痢温之,初痢则通之,久痢虚则补之。寒热交错者,清温并用;虚实夹杂者,通涩兼施。赤多者重用血药,白多者重用气药。始终把握祛邪与扶正的辩证关系、顾护胃气贯穿于治疗的全过程。

2.4.5.3 分证论治

(1)湿热痢

症状:腹痛阵阵,痛而拒按,便后腹痛暂缓,痢下赤白脓血,黏稠如胶冻,腥臭,肛门灼热,小便短赤,舌苔黄腻,脉滑数。

治法:清肠化湿,解毒,调气行血。

方药:芍药汤。方中黄芩、黄连清热燥湿,解毒止痢;大黄、槟榔荡热去滞,通因通用;木香、槟榔调气行滞;当归、芍药、甘草行血和营,缓急止痛;肉桂辛温,反佐芩、连。大黄之苦寒,共成辛开苦降之势,以散邪气之结滞。痢疾初起,去肉桂,加银花、穿心莲等加强清热解毒之力。有表证者,加荆芥、防风解表散邪,或用荆防败毒散,逆流挽舟。兼食滞者,加莱菔子、山楂、神曲消食导滞。痢下赤多白少,肛门灼热,口渴喜冷饮,证属热重于湿者,加白头翁、黄柏、秦皮直清里热。痢下白多赤少,舌苔白腻,证属湿重于热者,去黄芩、当归,加茯苓、苍术、厚朴、陈皮等运脾燥湿。痢下鲜红者,加地榆、丹皮、仙鹤草、侧柏叶等凉血止血。湿热痢,也可用成药香连丸治疗。

(2)疫毒痢

症状:发病急骤,腹痛剧烈,里急后重频繁,痢下鲜紫脓血,呕吐频繁,寒战壮热,头痛烦躁,精神极其萎靡,甚至四肢厥冷,神志昏蒙,或神昏不清,惊厥抽搐,瞳仁大小不等,舌质红绛,苔黄腻或燥,脉滑数或微细欲绝。临床亦可下痢不重而全身症状重者,突然出现高热,神昏谵语,呕吐,喘逆,四肢厥冷,舌红苔干,脉弦数或微细欲绝。

治法:清热凉血,解毒清肠。

方药:白头翁汤合芍药汤。本方以白头翁清热解毒凉血,配黄连、黄芩、黄柏、秦皮清热解毒化湿;当归、芍药行血;木香、槟榔、大黄行气导滞。临床可加金银花、丹皮、地榆、穿心莲、贯众等以加强清热解毒的功效。高热神昏,热毒入营血者,合犀角地黄汤,另服神犀丹或紫雪丹以清营开窍。痉厥抽搐者,加羚羊角、钩藤、石决明、生地等熄风镇痉。壮热神昏,烦躁惊厥而下痢不甚者,合大承气汤清热解毒,荡涤内闭。症见面色苍白,四肢厥冷而冷汗出,唇指紫暗,尿少,脉细欲绝,加用生脉(或参麦)注射液、参附青注射液静脉滴注或推注,以益气固脱。

疫毒痢(或湿热痢)可用白头翁汤加大黄等,煎水保留灌肠配合治疗,以增强涤泻邪毒之功效。若厥脱、神昏、惊厥同时出现者,则最为险候,必须采用综合性抢救措施,中西医结合治疗,以挽其危急。

(3)寒湿痢

症状:腹痛拘急,痢下赤白粘冻,白多赤少,或纯为白冻,里急后重,脘胀腹满,头身困重,舌苔白腻,脉濡缓。

治法:温中燥湿,调气和血。

方药:不换金正气散。本方以藿香芳香化湿;苍术、厚朴、法夏运脾燥湿;陈皮、木香、枳实行气导滞;桂枝、炮姜温中散寒;芍药、当归和血。兼有表证者,加荆芥、苏叶、葛根解表祛邪。挟食滞者,加山楂、神曲消食导滞。若湿邪偏重,白痢如胶冻,腰膝酸软,腹胀满,里急后重甚者,改用胃苓汤加减,以温中化湿健脾。寒湿痢亦可用大蒜烧熟食用治疗。

(4)虚寒痢

症状:久痢缠绵不已,痢下赤白清稀或白色粘冻,无腥臭,甚则滑脱不禁,腹部隐痛,喜按喜温,肛门坠胀,或虚坐努责,便后更甚,食少神疲,形寒畏冷,四肢不温,腰膝酸软,舌淡苔薄白,脉沉细而弱。

治法:温补脾肾,收涩固脱。

方药:桃花汤合真人养脏汤。两方以人参或党参、白术、粳米益气健脾;干姜、肉桂温阳散寒;当归、芍药和血缓急止痛;木香行气导滞;赤石脂、诃子、罂粟壳、肉豆蔻收涩固脱,两方合用,兼具温补、收涩、固脱之功,颇合病情。肾阳虚衰者,加附子、破故纸温补肾阳。肛门下坠者,去木香,加黄芪、升麻益气举陷。下痢不爽者,减用收涩之品。滑脱不禁者,加芡实、莲米、龙骨、牡蛎收敛固脱。虚寒痢,也可配合成药理中丸、归脾丸治疗。

(5)休息痢

症状:下痢时发时止,日久难愈,常因饮食不当、感受外邪或劳累而诱发。发作时,大便次数增多,便中带有赤白粘冻,腹痛,里急后重,症状一般不及初痢、暴痢程度重。休止时,常有腹胀食少,倦怠怯冷,舌质淡苔腻,脉濡软或虚数。

治法:温中清肠,佐以调气化滞。

方药:连理汤。本方以人参、白术、干姜、甘草温中健脾;黄连清除肠中余邪;加木香、槟榔、枳实调气行滞;加当归和血。发作期,偏湿热者,加白头翁、黄柏清湿热;偏寒湿者,加苍术、草果温中化湿。

休息痢多因寒热错杂,虚实互见,病情顽固者,也可用成药乌梅丸治疗。若大便呈果酱色而量多者,用鸦胆子仁治疗效果较好,成人每服15粒,每日3次,胶囊分装或用龙眼肉包裹,饭后服用,连服7~10日,可单独服用或配合上述方药使用。

休息痢中,若脾胃阳气不足,积滞未尽,遇寒即发,症见下痢白冻,倦怠少食,舌淡苔白,脉沉者,治宜温中导下,方用温脾汤加减。

若久痢伤阴,或素体阴虚,阴液亏虚,余邪未净,阴虚作痢,痢下赤白,或下鲜血黏稠,虚坐努责,量少难出,午后低热,口干心烦,舌红绛或光红,治宜养阴清肠,方用驻车丸加减。

临床上,还可见噤口痢,即下痢而不能进食,或下痢呕恶不能食者。朱丹溪说:"噤口痢者,大虚大热。"基本病机是大实或大虚,致胃失和降,气机升降失常。属于实证者,多由湿热或疫毒,上犯于胃,胃失和降所致,症见下痢,胸闷,呕恶不食,口气秽臭,舌苔黄腻,脉滑数,治宜泄热和胃,苦辛通降,方用开噤散加减。药取黄连、石菖蒲、茯苓、冬瓜仁苦辛通降,泄热化湿;陈皮、陈仓米、石莲子、荷叶蒂健脾养胃。全方合用,升清降浊,开噤进食。属于虚证者,以脾胃素虚,或久痢伤胃,胃虚气弱,失于和降所致,病见下痢频频,呕恶不食,或食入即吐,神疲乏力,舌淡苔白,脉弱无力,治宜健脾和胃。方用六君子汤健脾和胃,再加石菖蒲、姜汁醒脾降逆。若下痢无度,饮食不进,肢冷脉微,当急用独参汤或参附汤以益气固脱。

2.4.5.4 针灸治疗

治法:通肠导滞,调气和血。取大肠的募穴、下合穴为主。

主穴:天枢、上巨虚、合谷、三阴交。

配穴:寒湿痢配关元、阴陵泉;湿热痢配曲池、内庭;疫毒痢配大椎、十宣;噤口痢配内关、中脘;休息痢配脾俞、足三里。久痢脱肛加气海、百会。

方义:本病病位在肠,故取大肠的募穴天枢、下合穴上巨虚、原穴合谷,三穴同用,可通调大肠腑气,行气和血,气行则后重自除,血和则便脓自愈;三阴交为肝脾肾三经交会穴,可健脾利湿。

操作:毫针常规刺。寒湿痢、休息痢可用温和灸、温针灸、隔姜灸或隔附子饼灸。急性痢疾每日治疗1~2次,慢性痢疾每日治疗1次。

2.4.6 转归预后

痢疾的转归预后取决于患者体质的强弱、感邪的轻重与治疗是否及时正确。急性

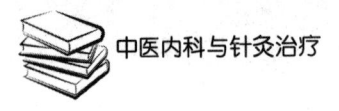

痢疾,治疗及时得当,体质强壮者,一般在两周左右痊愈,发热、腹痛、里急后重、便脓血等症状在 3~7 天消失。若病邪重,或素体正气亏虚,或失治误治,致使痢疾长期不愈,转为慢性。

感受疫疠毒邪甚重,失治误治,未能控制病势而出现痢下如猪肝、鱼脑、赤豆汁,或下纯血,如屋漏水,高热神昏,或手足厥逆,内闭外脱,气急息粗或气息微弱,或噤口不食等危急症者,须积极抢救,否则预后很差。

2.4.7 预防与调摄

痢疾是一种急性传染病,在夏秋季节采取积极有效的预防措施,对于控制痢疾的传播和流行,是十分重要的。有效的方法是做好水、粪的管理,饮食的管理,消灭苍蝇等。另外,药物预防也很有必要。在流行季节,可适当食用生蒜瓣,每次 1~3 瓣,每日 2~3 次,或将大蒜瓣放入菜食之中食用。亦可用马齿苋、绿豆适量,煎汤饮用,或马齿苋、陈茶叶共研细末,大蒜瓣捣泥拌和,入糊为丸,如龙眼大小,每次 1 丸,每日 2 次,连服 1 周。

痢疾的调护,应做好床旁隔离,视病情适当休息,饮食宜忌很重要,一般宜食清淡易消化之食品,忌食荤腥油腻难消化之物。《千金要方》说:凡痢病患,"所食诸食,皆须大熟烂为佳,亦不得伤饱,此将息之大经也,若将息失所,圣人不救也。"

2.5 疟疾

疟疾由感受疟邪,邪正交争所致,是以寒战壮热,头痛,汗出,休作有时为特征的传染性疾病,多发于夏秋季。疟疾是一种严重危害人民健康的传染病,我国大部分地区均有流行,以南方各省发病较多。中医药对疟疾的治疗积累了丰富的经验,具有良好的疗效,尤其是现代研究成功的青蒿素,对疟疾更具有卓效,受到世界的重视。

2.5.1 病因病机

引起疟疾的病因是感受疟邪,在《内经》亦称为疟气。疟邪具有的特点是:①舍于营气,伏藏于半表半里。如《素问·疟论》说:疟气"藏于皮肤之内,肠胃之外,此营气之所舍也"。《医门法律·疟疾论》说:"外邪得以入而疟之,每伏藏于半表半里,入而与阴争则寒,出而与阳争则热。"②随经络而内搏五脏,横连募原。③盛虚更替。④与卫气相集则引起发病,与卫气相离则病休。

其中引起瘴疟的疟邪亦称为瘴毒或瘴气,在我国主要存在于南方,所致疾病较重,易于内犯心神及使人体阴阳极度偏盛。

感受疟邪之后,疟邪与卫气相集,邪正相争,阴阳相移,而引起疟疾症状的发作。疟邪与卫气相集,人与阴争,阴实阳虚,以致恶寒战栗;出与阳争,阳盛阴虚,内外皆热,以致壮热,头痛,口渴。疟邪与卫气相离,则遍身汗出,热退身凉,发作停止。当疟邪再次与卫气相集而邪正交争时,则再一次引起疟疾发作。

因疟邪具有虚实更替的特性,疟气之浅深,其行之迟速,决定着与卫气相集的周期,从而表现为病以时作的特点。疟疾以间日一作者最为多见,正如《素问·疟论》所说:"其间日发者,由邪气内薄于五藏,横连募原也。其道远,其气深,其行迟,不能与卫气俱行,不得皆出,故间日乃作也。"疟气深而行更迟者,则间二日而发,形成三阴疟,或称三日疟。

根据疟疾阴阳偏盛、寒热多少的不同,把通常情况下所形成的疟疾称为正疟;素体阳盛及疟邪引起的病理变化以阳热偏盛为主,临床表现寒少热多者,称为温疟;素体阳虚及疟邪引起的病理变化以阳虚寒盛为主,临床表现寒多热少者,称为寒疟。在南方地区,由瘴毒疟邪引起,以致阴阳极度偏盛,寒热偏颇,心神蒙蔽,神昏谵语者,则称为瘴疟。若因疟邪传染流行,病及一方,同期内发病甚多者,则称为疫疟。疟病日久,疟邪久留,使人体气血耗伤,正气不足,每遇劳累,疟邪复与卫气相集而引起发病者,则称为劳疟。疟病日久,气机郁滞,血脉瘀滞,津凝成痰,气滞血瘀痰凝,结于胁下,则形成疟母。

2.5.2 临床表现

疟疾以寒战高热,头痛,汗出,休作有时,且多发于夏秋季为其临床特征。典型的发作过程是:急骤发病,首先表现恶寒战栗,面色苍白,肢体厥冷,虽盖厚被而不觉温;继则壮热,体若燔炭,面色潮红,头痛如劈,口渴引饮,虽近冰水而不凉;最后,全身大汗,体温骤然降至正常,头痛消失,顿感轻松舒适,常安然入睡。整个过程通常持续5~8小时左右。多数疟疾患者,间歇一日之后,又有类似症状的发作。所以周期性及间歇性是本病临床表现的重要特征。

在上述典型发作的基础上,由于寒热的偏盛、感邪的轻重、正气的盛衰及病程久暂等不同,而有正疟、温疟、寒疟、瘴疟、劳疟等不同病类的区别。

2.5.3 诊断

寒战、高热、出汗,周期性发作,间歇期症状消失,形同常人,为诊断的重要依据。

居住或近期到过疟疾流行地区,在夏秋季节发病,可作为参考。

实验室检查,必要时进行血涂片检查疟原虫,若查到疟原虫则为诊断疟疾的确切依据。

2.5.4 鉴别诊断

疟疾需与其他有寒热往来表现的疾病相鉴别。感冒、伤寒、下焦湿热、肝胆湿热、痨瘵、外科疮毒等病证,均可出现寒热往来,但发作的时间规律、兼见症状、未发时的表现均有不同,可供鉴别。与疟疾不同的是:其他病症的寒热往来一般发作无定时;即使在寒热不甚之时,亦必有其各病症的症状存在;发病一般无季节性、地区性特点。

2.5.5 辨证论治

2.5.5.1 辨证要点

(1)辨瘴疟

与一般疟疾的不同:一般的疟疾症状比较典型,休止之时,可如常人;定时而作,周期明显;神志清楚;发病虽以南方多见,但全国各地均有。而瘴疟则症状多样,病情严重,未发之时也有症状存在;周期不如一般疟疾明显;多有神昏谵语;主要在南方地区发病。

(2)辨寒热之偏盛

《景岳全书·疟疾》说:"治疟当辨寒热,寒胜者即为阴证,热胜者即为阳证。"对于一般疟疾,典型发作者属于正疟;和正疟相比较,阳热偏盛,寒少热多者,则为温疟;阳虚寒盛,寒多热少者,则为寒疟。在瘴疟之中,热甚寒微,甚至壮热不寒者,则为热瘴;寒甚热微,甚至但寒不热者,则为冷瘴。

(3)辨正气之盛衰

疟疾每发,必伤耗人体气血,病程愈久,则气血伤耗日甚。正气亏虚,易于形成劳疟而反复发作。

2.5.5.2 治疗原则

祛邪截疟是治疗疟疾的基本原则。在诊断为疟疾后,即可截疟。在此基础上,根据疟疾证候的不同,分别结合和解表里、清热保津、温阳达邪、清心开窍、化浊开窍、补益气血等治法进行治疗。

对于疟疾的治疗,古代医家积累了许多宝贵经验,值得重视。如《明医杂著·疟病证治》说:"邪疟及新发者,可散可截;虚疟及久者,宜补气血。"《万病回春·疟病》

说:"人壮盛者,宜单截也";"人虚者,截补兼用也";"疟久不愈者,先截而后补也";"疟已久者,须调养气血也"。

2.5.5.3 分证论治

(1) 正疟

症状:先有呵欠乏力,继则寒栗鼓颔,寒罢则内外皆热,头痛面赤,口渴引饮,终则遍身汗出,热退身凉,舌红,苔薄白或黄腻,脉弦。间隔一日,又有相同的症状发作。故其症状特点为:寒战壮热,休作有时。

治法:祛邪截疟,和解表里。

方药:柴胡截疟饮。方中以小柴胡汤和解表里,导邪外出;常山、槟榔祛邪截疟;配合乌梅生津和胃,以减轻常山致吐的副作用。

口渴甚者,可加葛根、石斛生津止渴。胸脘痞闷、苔腻者,去滞气碍湿之参枣,加苍术、厚朴、青皮理气化湿。烦渴、苔黄、脉弦数,为热盛于里,去辛温补中之参、姜、枣,加石膏、花粉清热生津。

(2) 温疟

症状:寒少热多,汗出不畅,头痛,骨节酸疼,口渴引饮,尿赤便秘,舌红,苔黄,脉弦数。

治法:清热解表,和解祛邪。

方药:白虎加桂枝汤。方中以白虎汤清热生津,桂枝疏风散寒。可加青蒿、柴胡以和解祛邪。津伤较甚,口渴引饮者,酌加生地、麦冬、石斛养阴生津。

(3) 寒疟

症状:寒多热少,口不渴,胸脘痞闷,神疲体倦,舌苔白腻,脉弦。治法:和解表里,温阳达邪。

方药:柴胡桂枝干姜汤。方中以柴胡、黄芩和解表里,桂枝、干姜、甘草温阳达邪,天花粉、牡蛎散结软坚。可加蜀漆或常山祛邪截疟。脘腹痞闷,舌苔白腻者,为寒湿内盛,加草果、厚朴、陈皮理气化湿,温运脾胃。

(4) 热瘴

症状:寒微热甚,或壮热不寒,头痛,肢体烦疼,面红目赤,胸闷呕吐,烦渴饮冷,大便秘结,小便热赤,甚至神昏谵语。舌质红绛,苔黄腻或垢黑,脉洪数或弦数。

治法:解毒除瘴,清热保津。

方药:青蒿素合清瘴汤。青蒿自晋代即被用于治疟,经现代临床及实验研究证实,青蒿素对间日疟、恶性疟均有良好疗效,具有速效、低毒的优点,特别是在救治西医所称的脑型疟及抗氯喹的恶性疟方面,达到国际先进水平。青蒿素为从青蒿中提取的有效成分,对疟疾的疗效优于青蒿原生药。青蒿素浸膏片0.1旷片,每次0.2g,每日2次,连服4日。蒿甲醚保持了青蒿素速效、低毒的优点,且制剂稳定。口服首剂160mg,第二日起每日一次,每次80mg,连用5日。青蒿素油注射液0.1g每ml一支,首次用量为0.2g肌注,分别在6小时、24小时及48小时再各注射0.2g共4次。对其他疟疾证候需要截疟者,亦可采用青蒿素制剂。

清瘴汤为近代用于瘴疟的验方,具有祛邪除瘴、清热解毒、清胆和胃的作用。方中以青蒿、常山解毒除瘴;黄连、黄芩、知母、柴胡清热解毒;半夏、茯苓、陈皮、竹茹、枳实清胆和胃;滑石、甘草、辰砂清热利水除烦。

若壮热不寒,加生石膏清热泻火。口渴心烦,舌红少津为热甚津伤,加生地、玄参、石斛、玉竹清热养阴生津。神昏谵语,为热毒蒙蔽心神,急加安宫牛黄丸或紫雪丹清心开窍。

(5)冷瘴

症状:寒甚热微,或但寒不热,或呕吐腹泻,甚则神昏不语,苔白厚腻,脉弦。

治法:解毒除瘴,芳化湿浊。

方药:青蒿素合不换金正气散。青蒿素的作用及用法已如上述。加味不换金正气散有芳化湿浊,健脾理气之效。方中以苍术、厚朴、陈皮、甘草燥湿运脾;藿香、半夏、佩兰、荷叶芳香化浊,降逆止呕;槟榔、草果理气除湿;菖蒲豁痰宣窍。神昏谵语合用苏合香丸芳香开窍。但寒不热,四肢厥冷,脉弱无力,为阳虚气脱,加人参、附子、干姜益气温阳固脱。

(6)劳疟

症状:倦怠乏力,短气懒言,食少,面色萎黄,形体消瘦,遇劳则复发疟疾,寒热时作,舌质淡,脉细无力。

治法:益气养血,扶正祛邪。

方药:何人饮。方中以人参益气扶正,制何首乌、当归补益精血,陈皮、生姜理气和中。

在疟发之时,寒热时作者,应加青蒿或常山祛邪截疟。食少面黄,消瘦乏力者,可加黄芪、白术、枸杞增强益气健脾养血之功。

(7)疟母

症状:久疟不愈,胁下结块,触之有形,按之压痛,或胁肋胀痛,舌质紫黯,有瘀斑,脉细涩。

治法:软坚散结,祛瘀化痰。

方药:鳖甲煎丸。本方由23种药物组成,攻补兼施,寒热并用,具有活血化瘀、软坚消癥的作用,自《金匮要略》即已作为治疟母的主方。有气血亏虚的症候者,应配合八珍汤或十全大补丸等补益气血,以虚实兼顾,扶正驱邪。

2.5.5.4 针灸治疗

治法:和解少阳,祛邪截疟。取督脉、少阳经穴为主。

主穴:大椎、陶道、中渚、间使、后溪。

配穴:温疟配曲池、外关;寒疟配至阳、期门;劳疟配脾俞、足三里;疟母配章门、痞根。呕吐配内关、公孙;高热配十宣、委中;神昏谵语配中冲、水沟;烦热盗汗配太溪、复溜;倦怠自汗配关元、气海;唇甲色白配脾俞、三阴交。

方义:大椎属督脉,为诸阳之会,合陶道能振奋阳气,为截疟要穴;疟邪客居少阳则寒热往来,休作有时,故取手少阳的中渚、心包经穴间使以和解少阳之邪;后溪宣发太阳经气,引邪外出。诸穴合用,可收和解少阳、祛邪截疟之功。

操作:毫针常规刺,在发作前半小时左右针刺效佳,针刺可留针至既往发作时间已过再出针。

2.5.6 转归预后

除瘴疟外,疟疾的预后一般良好,经过及时治疗,大多较快痊愈。但疟病日久,正虚邪恋,形成劳疟者,则易反复发作,使病情缠绵。胁下结块形成疟母者,则需要一定的治疗时间,以期消退。瘴疟则预后较差,因阴阳极度偏盛,心神蒙蔽,易导致死亡,需及时进行急救治疗。

2.5.7 预防与调摄

防止感受疟邪是预防疟疾的根本措施,尤其是在夏秋季,更应注意预防。正如《景岳全书·疟疾》说:"但使内知调摄而外不受邪,则虽居瘴地,何病之有。"消灭蚊虫是防疟综合措施中的主要环节。避免蚊虫叮咬(如采用蚊帐或驱蚊药),采取预防用药,及时治愈疟疾病人,减少传染来源等,都是控制疟疾的重要技术措施。

疟疾发作之后,遍身汗出,倦怠思睡,应注意拭干汗液,及时更换内衣,并让患者安然入睡。未发作之日,可在户外活动,但应避免过劳。饮食应爽口而富于营养,以增强患者的抗病能力。对瘴疟则应周密观察,精心护理,及时发现病情变化,并采取相应的急救措施。

3 肺病证

肺为五脏之华盖,其位最高,外合皮毛,肺为娇脏,不耐寒热,又为清肃之脏,不容异物,故外感和内伤因素都易伤损肺脏而引起病变。肺主气,司呼吸,故肺病多以气机升降失常的症候为主,其常见的症候有肺气亏虚、阴津亏耗、寒邪犯肺、邪热乘肺、痰浊阻肺等。

3.1 咳嗽

咳嗽是指外感或内伤等因素,导致肺失宣肃,肺气上逆,冲击气道,发出咳声或伴咯痰为临床特征的一种病症。历代将有声无痰称为咳,有痰无声称为嗽,有痰有声谓之咳嗽。临床上多为痰声并见,很难截然分开,故以咳嗽并称。

3.1.1 病因病机

咳嗽分外感咳嗽与内伤咳嗽,外感咳嗽病因为外感六淫之邪;内伤咳嗽病因为饮食、情志等内伤因素致脏腑功能失调,内生病邪。外感咳嗽与内伤咳嗽,均是病邪引起肺气不清失于宣肃,迫气上逆而作咳。

3.1.1.1 外感病因

由于气候突变或调摄失宜,外感六淫从口鼻或皮毛侵入,使肺气被束,肺失肃降,《河间六书·咳嗽论》谓:"寒、暑、湿、燥、风、火六气,皆令人咳嗽"即是此意。由于四时主气不同,因而人体所感受的致病外邪亦有区别。风为六淫之首,其他外邪多随风邪侵袭入体,所以外感咳嗽常以风为先导,或挟寒,或挟热,或挟燥,其中尤以风邪挟寒者居多。《景岳全书·咳嗽》说:"外感之嗽,必因风寒。"

3.1.1.2 内伤病因

内伤病因包括饮食、情志及肺脏自病。饮食不当,嗜烟好酒,内生火热,熏灼肺胃,灼津生痰;或生冷不节,肥甘厚味,损伤脾胃,致痰浊内生,上干于肺,阻塞气道,致肺气上逆而作咳。情志刺激,肝失调达,气郁化火,气火循经上逆犯肺,致肺失肃降而作咳。肺脏自病者,常由肺系疾病日久,迁延不愈,耗气伤阴,肺不能主气,肃降无权而肺气上逆作咳;或肺气虚不能布津而成痰,肺阴虚而虚火灼津为痰,痰浊阻滞,肺气不降而上逆作咳。

咳嗽的病位,主脏在肺,无论外感六淫或内伤所生的病邪,皆侵及于肺而致咳嗽,故《景岳全书·咳嗽》说:"咳证虽多,无非肺病。这是因为肺主气,其位最高,为五脏之华盖,肺又开窍于鼻,外合皮毛,故肺最易受外感、内伤之邪,而肺又为娇脏,不耐邪侵,邪侵则肺气不清,失于肃降,迫气上逆而作咳。"正如《医学三字经·咳嗽》所说:"肺为五脏之华盖,呼之则虚,吸之则满,只受得本脏之正气,受不得外来之客气,客气干之则呛而咳矣;亦只受得脏腑之清气,受不得脏腑之病气,病气干之,亦呛而咳矣。"《素问·咳论》说:"五脏六腑皆令人咳,非独肺也。"说明咳嗽的病变脏腑不限于肺,凡脏腑功能失调影响及肺,皆可为咳嗽病证相关的病变脏腑。但是其他脏腑所致咳嗽皆须通过肺脏,肺为咳嗽的主脏。肺主气,咳嗽的基本病机是内外邪气干肺,肺气不清,肺失宣肃,肺气上逆迫于气道而为咳。《医学心悟·咳嗽》指出:"肺体属金,譬若钟然,钟非叩不鸣,风寒暑湿燥火六淫之邪,自外击之则鸣,劳欲情志,饮食炙煿之火自内攻之则亦鸣。"提示咳嗽是肺脏为了祛邪外达所产生的一种病理反应。

外感咳嗽病变性质属实,为外邪犯肺,肺气壅遏不畅所致,其病理因素为风、寒、暑、湿、燥、火,以风寒为多,病变过程中可发生风寒化热,风热化燥,或肺热蒸液成痰等病理转化。

内伤咳嗽病变性质为邪实与正虚并见,他脏及肺者,多因邪实导致正虚,肺脏自病者,多因虚致实。其病理因素主要为"痰"与"火",但痰有寒热之别,火有虚实之分,痰可郁而化火,火能炼液灼津为痰。他脏及肺,如肝火犯肺每见气火耗伤肺津,炼津为痰。痰湿犯肺者,多因脾失健运,水谷不能化为精微上输以养肺,反而聚为痰浊,上贮于肺,肺气壅塞,上逆为咳。若久病,肺脾两虚,气不化津,则痰浊更易滋生,此即"脾为生痰之源,肺为贮痰之器"的道理。久病咳嗽,甚者延及于肾,由咳致喘。如痰湿蕴肺,遇外感引触,转从热化,则可表现为痰热咳嗽;若转从寒化,则表现为寒痰咳嗽。肺脏自病,如肺阴不足每致阴虚火旺,灼津为痰,肺失濡润,气逆作咳,或肺气亏虚,肃降无权,气不化津,津聚成痰,气逆于上,引起咳嗽。

外感咳嗽与内伤咳嗽可相互影响为病,病久则邪实转为正虚。外感咳嗽如迁延失治,邪伤肺气,更易反复感邪,而致咳嗽屡作,转为内伤咳嗽;肺脏有病,卫外不固,易受外邪引发或加重,特别在气候变化时尤为明显。久则从实转虚,肺脏虚弱,阴伤气耗。由此可知,咳嗽虽有外感、内伤之分,但有时两者又可互为因果。

3.1.2 临床表现

肺气不清,失于宣肃,上逆作声而引起咳嗽为本病症的主要症状。由于感邪的性质、影响的脏腑、痰的寒热、火的虚实等方面的差别,咳嗽有不同的临床表现。咳嗽的病程,有急性咳嗽和慢性咳嗽。咳嗽的时间,有白日咳嗽甚于夜间者,有早晨、睡前咳嗽较甚者,有午后、黄昏、夜间咳嗽较甚者。咳嗽的节律,有时作咳嗽者,有时时咳嗽者,有咳逆阵作、连声不断者。咳嗽的性质,有干性咳嗽、湿性咳嗽。咳嗽的声音,有咳声洪亮有力者,有咳声低怯者,有咳声重浊者,有咳声嘶哑者。咳痰的色、质、量、味等也有不同的临床表现。痰色有白色、黄色、灰色甚至铁锈色、粉红色等。痰的质地有稀薄、黏稠等。有痰量少甚至干咳者,有痰量多者。痰有无明显气味者,也有痰带腥臭者。

3.1.3 诊断

以咳逆有声,或咳吐痰液为主要临床症状。

急性咳嗽,周围血白细胞总数和中性粒细胞增高。

听诊可闻及两肺野呼吸音增粗,或伴散在干湿性啰音。

肺部 X 线摄片检查正常或肺纹理增粗。

3.1.4 鉴别诊断

(1)哮病、喘病

哮病和喘病虽然也会兼见咳嗽,但各以哮、喘为其主要临床表现。哮病主要表现为喉中哮鸣有声,呼吸气促困难,甚则喘息不能平卧,发作与缓解均迅速。喘病主要表现为呼吸困难,甚至张口抬肩,鼻翼翕动,不能平卧。

(2)肺胀

肺胀常伴有咳嗽症状,但肺胀有久患咳、哮、喘等病证的病史,除咳嗽症状外,还有胸部膨满,喘逆上气,烦躁心慌,甚至颜面紫暗,肢体浮肿等症,病情缠绵,经久难愈。

(3)肺痨

咳嗽是肺痨的主要症状之一,但尚有咯血、潮热、盗汗、身体消瘦等主要症状,具有传染性,X 线胸部检查有助鉴别诊断。

(4) 肺癌

肺癌常以咳嗽或咯血为主要症状,但多发于40岁以上吸烟男性,咳嗽多为刺激性呛咳,病情发展迅速,呈恶病质,一般咳嗽病证不具有这些特点,肺部X线检查及痰细胞学检查有助于确诊。

3.1.5 辨证论治

3.1.5.1 辨证要点

(1)辨外感内伤

外感咳嗽,多为新病,起病急,病程短,常伴肺卫表证。内伤咳嗽,多为久病,常反复发作,病程长,可伴见它脏见证。

(2)辨证候虚实

外感咳嗽以风寒、风热、风燥为主,均属实,而内伤咳嗽中的痰湿、痰热、肝火多为邪实正虚,阴津亏耗咳嗽则属虚,或虚中夹实。另外,咳声响亮者多实,咳声低怯者多虚;脉有力者属实,脉无力者属虚。

3.1.5.2 治疗原则

咳嗽的治疗应分清邪正虚实。外感咳嗽,为邪气壅肺,多为实证,故以驱邪利肺为治疗原则,根据邪气风寒、风热、风燥的不同,应分别采用疏风、散寒、清热、润燥治疗。内伤咳嗽,多属邪实正虚,故以驱邪扶正,标本兼顾为治疗原则,根据病邪为"痰"与"火",祛邪分别采用祛痰、清火为治,正虚则养阴或益气为宜,又应分清虚实主次处理。

咳嗽的治疗除直接治肺外,还应从整体出发注意治脾、治肝、治肾等。外感咳嗽一般均忌敛涩留邪,当因势利导,俟肺气宣畅则咳嗽自止;内伤咳嗽应防宣散伤正,注意调理脏腑,顾护正气。咳嗽是人体祛邪外达的一种病理表现,治疗决不能单纯见咳止咳,必须按照不同的病因分别处理。

3.1.5.3 针灸治疗

治法:理肺止咳。取肺的背俞穴、募穴及手太阴经穴为主。

主穴:外感、肺俞、列缺、合谷。

内伤:肺俞、中府、太渊、三阴交。

配穴:风寒束肺配风门、外关;风热犯肺配大椎、尺泽;痰湿蕴肺配丰隆;肝火犯肺配行间、鱼际;肺阴亏耗配膏肓。

方义:咳嗽病位主要在肺,肺俞为肺气所注之处,位邻肺脏,可调理肺脏气机,使其清肃有权,该穴泻之宣肺、补之益肺,无论虚实及外感内伤的咳嗽,均可使用;列缺为手太阴经络穴,合谷为手阳明经原穴,两穴原络相配,表里相应,可疏风祛邪,宣肺止咳;中府为肺的募穴,与肺俞相配为俞募配穴法,可调肺止咳,太渊为肺之原穴,本脏真气所注,可肃理肺气;三阴交为肝脾肾三经之交会穴,可疏肝健脾,使肝脾共调,肺气肃降,痰清咳平。

操作:针刺太渊注意避开桡动脉;肺俞、中府不可直刺、深刺,以免伤及内脏;其他腧穴常规操作。外感咳嗽针用泻法,肺俞可配闪罐,每日治疗1~2次;内伤咳嗽针用平补平泻或补法,每日或隔日治疗1次。

3.1.6 转归预后

咳嗽一般预后好,尤其是外感咳嗽,因其病轻浅,及时治疗多能短时间内治愈。但外感夹燥夹湿者,治疗稍难。因夹湿者,湿邪困脾,久则脾虚而积湿生痰,转成为内伤之痰湿咳嗽;夹燥者,燥邪伤津,久则肺阴亏耗,转成为内伤之阴虚肺燥咳嗽。内伤咳嗽多呈慢性反复发作过程,其病深,治疗难取速效,但只要精心调治亦多能治愈。咳嗽病证若治疗失当,无论外感咳嗽还是内伤咳嗽,其转归总是由实转虚,虚实兼夹,由肺脏而及脾、肾,正所谓肺不伤不咳,脾不伤不久咳,肾不伤不喘,病久则咳喘并作。部分患者病情逐渐加重,甚至累及于心,最终导致肺、心、脾、肾诸脏皆虚,痰浊、水饮、气滞、瘀血互结而病情缠绵难愈,甚至演变成为肺胀。

3.1.7 预防与调摄

咳嗽的预防,重点在于提高机体卫外功能,增强皮毛腠理适应气候变化的能力,遇有感冒及时治疗。若常自汗出者,必要时可予玉屏风散服用。咳嗽时要注意观察痰的变化,咳痰不爽时,可轻拍其背以促其痰液咳出,饮食上慎食肥甘厚腻之品,以免碍脾助湿生痰,若属燥、热、阴虚咳嗽者,忌食辛辣动火食品,各类咳嗽都应戒烟,避免接触烟尘刺激。

3.2 哮病

哮病是由于宿痰伏肺,遇诱因或感邪引触,以致痰阻气道,肺失肃降,痰气搏击所引起的发作性痰鸣气喘疾患。发作时喉中哮鸣有声,呼吸气促困难,甚至喘息不能平卧为主要表现。

哮病是内科常见病证之一,在我国北方更为多见,一般认为本病发病率约占人口的2%左右。中医药对本病积累了丰富的治疗经验,方法多样,疗效显著,它不仅可以缓解发作时的症状,而且通过扶正治疗,达到祛除夙根,控制复发的目的。

3.2.1 病因病机

哮病的发生,为宿痰内伏于肺,每因外感、饮食、情志、劳倦等诱因而引触,以致痰阻气道,肺失肃降,肺气上逆,痰气搏击而发出痰鸣气喘声。

外邪侵袭外感风寒或风热之邪,失于表散,邪蕴于肺,壅阻肺气,气不布津,聚液生痰。《临证指南医案·哮》说:"宿哮……沉痼之病……寒入背腧,内合肺系,宿邪阻气阻痰。"他如吸入风媒花粉、烟尘、异味气体等,影响肺气的宣发,以致津液凝痰,亦为哮病的常见病因。

饮食不当具有特异体质的人,常因饮食不当,误食自己不能食的食物,如海膻鱼蟹虾等发物,而致脾失健运,饮食不归正化,痰浊内生而病哮,故古有"食哮""鱼腥哮""卤哮""糖哮""醋哮"等名。

体虚及病后体质不强,有因家族禀赋而病哮者,如《临证指南医案·哮》指出有"幼稚天哮"。部分哮病患者因幼年患麻疹、顿咳,或反复感冒,咳嗽日久等病,以致肺气亏虚,气不化津,痰饮内生;或病后阴虚火旺,热蒸液聚,痰热胶固而病哮。体质不强多以肾虚为主,而病后所致者多以肺脾虚为主。

上述各种病因,既是引起本病的重要原因,亦为每次发作的诱因,如气候变化、饮食不当、情志失调、劳累过度等俱可诱发,其中尤以气候因素为主。诚如《症因脉治·哮病》所说:"哮病之因,痰饮留伏,结成窠臼,潜伏于内,偶有七情之犯,饮食之伤,或外有时令之风寒束其肌表,则哮喘之症作矣。"哮病的病理因素以痰为主,丹溪云:"哮病专主于痰。"

痰的产生,由于上述病因影响及肺、脾、肾,肺不能布散津液,脾不能运化精微,肾不能蒸化水液,以致津液凝聚成痰,伏藏于肺,成为发病的潜在"夙根",因各种诱因而引发。

哮病发作的基本病理变化为"伏痰"遇感引触,邪气触动停积之痰,痰随气升,气因痰阻,痰气壅塞于气道,气道狭窄挛急,通畅不利,肺气宣降失常而喘促,痰气相互搏击而致痰鸣有声。《证治汇补·哮病》说:"因内有壅塞之气,外有非时之感,膈有胶固之痰,三者相合,闭拒气道,搏击有声,发为哮病。"《医学实在易·哮证》也认为哮病为邪气与伏痰"狼狈相因,窒塞关隘,不容呼吸,而呼吸正气,转触其痰,鼾齁有声。"由此可知,哮病发作时的病理环节为痰阻气闭,以邪实为主。由于病因不同,体质差异,又有寒哮、热哮之分。哮因寒诱发,素体阳虚,痰从寒化,属寒痰为患则发为冷哮;若因热邪诱发,素体阳盛,痰从热化,属痰热为患则发为热哮。或由痰热内郁,风寒外束,则为寒包火证。寒痰内郁化热,寒哮亦可转化为热哮。

若哮病反复发作,寒痰伤及脾肾之阳,痰热伤及肺肾之阴,则可从实转虚。于是,肺虚不能主气,气不布津,则痰浊内蕴,并因肺不主皮毛,卫外不固,而更易受外邪的侵袭诱发;脾虚不能转输水津上归于肺,反而积湿生痰;肾虚精气亏乏,摄纳失常,则阳虚水泛为痰,或阴虚虚火灼津生痰,因肺、脾、肾虚所生之痰上贮于肺,影响肺之宣发肃降功能。可见,哮病为本虚标实之病,标实为痰浊,本虚为肺脾肾虚。因痰浊而导致肺、脾、肾虚衰;肺、脾、肾虚衰又促使痰浊生成,使伏痰益固,且正虚降低了机体抗御诱因的能力。本虚与标实互为因果,相互影响,故本病难以速愈和根治。发作时以标实为主,表现为痰鸣气喘;在间歇期以肺、脾、肾等脏器虚弱之候为主,表现为短气、疲乏,常有轻度哮症。若哮病大发作,或发作呈持续状态,邪实与正虚错综并见,肺肾两虚而痰浊又复壅盛,严重者因不能治理调节心血的运行,命门之火不能上济于心,则心阳亦同时受累,甚至发生"喘脱"危候。

3.2.2 临床表现

痰阻气道,肺失肃降,痰气搏击引起的喉中哮鸣有声,呼吸急促困难,甚则喘息不能平卧等,是哮病的基本证候特征。本病呈发作性,发作突然,缓解迅速,一般以傍晚、夜间或清晨为最常见,多在气候变化,由热转寒,及深秋、冬春寒冷季节发病率高。发作前或有鼻痒、咽痒、喷嚏、流涕、咳嗽、胸闷等先兆症状。发作时病人突感胸闷窒息,咳嗽,迅即呼吸气促困难,呼气延长,伴有哮鸣,为减轻气喘,病人被迫坐位,双手前撑,张口抬肩,烦躁汗出,甚则面青肢冷。发作可持续数分钟、几小时或更长。由于感受病邪的不同,发作时病人除具上述证候特征外,还可呈现或寒或热的证候。

哮病反复发作,正气必虚,故哮病缓解期多表现为肺、脾、肾虚的症状。

3.2.3 诊断

呈发作性,发无定时,以夜间为多,但有个体差异,发作与缓解均迅速,多为突然而起,或发作前有鼻塞、喷嚏、咳嗽、胸闷等先兆。每因气候变化、饮食不当、情志失调、疲乏等因素而诱发。

发作时喉中哮鸣有声,呼吸困难,甚则张口抬肩。不能平卧,或口唇指甲发绀。

哮病的发作常有明显的季节性,一般发于秋初或冬令者居多,其次是春季,至夏季则缓解。但也有常年反复发作者。

缓解期可有轻度咳嗽、咯痰、呼吸急迫等症状,但也有毫无症状者;久病患者,缓解期可见咳嗽、咯痰、自汗、短气、疲乏、腰膝酸软等症状。

大多起于童稚之时,有反复发作史,有过敏史或家族史。

发作时,两肺可闻及哮鸣音,或伴有湿啰音。

血嗜酸性粒细胞可增高,痰液涂片可见嗜酸细胞。

胸部X线检查一般无特殊改变,久病可见肺气肿影像改变,查体可见肺气肿体征。

3.2.4 鉴别诊断

(1) 喘病

哮病与喘病都有呼吸急促的表现,哮必兼喘,而喘未必兼哮。喘以气息言,以呼吸急促困难为主要特征;哮以声响言,以发作时喉中哮鸣有声为主要临床特征。哮为一种反复发作的独立性疾病,喘证并发于急慢性疾病过程中。

(2) 支饮

支饮虽然也有痰鸣气喘的症状,但多系部分慢性咳嗽经久不愈,逐渐加重而成,病势时轻时重,发作与间歇界限不清,咳和喘重于哮鸣,与哮病间歇发作,突然发病,迅速缓解,哮吼声重而咳轻,或不咳,两者有显著的不同。

3.2.5 辨证论治

3.2.5.1 辨证要点

(1) 辨虚实

本病属邪实正虚,发作时以邪实为主,未发时以正虚为主,但久病正虚者,发时每多虚实错杂,故当按病程新久及全身症状以辨明虚实主次。虚证当进一步明确虚之阴阳属性和虚之脏腑所在。

(2) 分寒热

实证需分清痰之寒热以及是否兼有表证的不同。

3.2.5.2 治疗原则

《丹溪治法心要·喘》:"未发以扶正气为要,已发以攻邪为主。"故发作时治标,平时治本是本病的治疗原则。发作时痰阻气道为主,故治以驱邪治标,豁痰利气,但应分清痰之寒热,寒痰则温化宣肺,热痰则清化肃肺,表证明显者兼以解表。平时正虚为主,故治以扶正固本,但应分清脏腑阴阳,阳气虚者予以温补,阴虚者予以滋养,肺虚者补肺,脾虚者健脾,肾虚者益肾,以冀减轻、减少或控制其发作。至于病深日久,发时虚实兼见者,不可拘泥于祛邪治标,当标本兼顾,攻补兼施,寒热错杂者,当温清并用。《景岳全书·喘促》说:"扶正气者,须辨阴阳,阴虚者补其阴,阳虚者补其阳。攻邪气者,须分微甚,或散其风,或温其寒,或清其火。然发久者,气无不虚……若攻之太过,未有不致日甚而危者。"堪为哮病辨治的要领、临证应用的准则。

3.2.5.3 针灸治疗

治法:止哮平喘。取肺的背俞穴、募穴、原穴为主。

主穴:肺俞、中府、太渊、定喘、膻中。

配穴:实证配尺泽、鱼际;虚证配膏肓、肾俞。喘甚配天突、孔最;痰多配中脘、丰隆。

方义:本病病位在肺,肺俞、中府乃肺之俞、募穴,俞募相配,调理肺脏,止哮平喘,凡虚实之证皆可用之;太渊为肺之原穴,与肺俞、中府相伍,可加强肃肺止哮平喘之功;定喘是止哮平喘的经验效穴;膻中为气之会穴,可宽胸理气止哮平喘。

操作:毫针常规刺,可加灸。发作期每日治疗1~2次,缓解期每日或隔日治疗1次。

3.2.6 转归预后

本病经常反复发作,病情顽固,迁延难愈,尤其中老年、体弱久病者,难以根除,可发展为肺胀。部分中老年患者,通过异地生活可以自愈。部分儿童、青少年至成年时,肾气日盛,正气渐充,辅以药物治疗,可以终止发作。若哮喘大发作,持续不解,可能转为喘脱或内闭外脱,预后较差,应及时中西医结合救治。

3.2.7 预防与调摄

预防方面,注重宿根的形成及诱因的作用,故应注意气候影响,做好防寒保暖,防止外邪诱发。避免接触刺激性气体及易致过敏的灰尘、花粉、食物、药物和其他可疑异物。宜戒烟酒,饮食宜清淡而富营养,忌生冷、肥甘、辛辣、海膻发物等,以免伤脾生痰。防止过度疲劳和情志刺激。鼓励患者根据个人身体情况,选择太极拳、内养功、八段锦、散步或慢跑、呼吸体操等方法长期锻炼,增强体质,预防感冒。在调摄方面,哮病发作时,尚应密切观察哮鸣、喘息、咳嗽、咯痰等病情的变化,哮鸣咳嗽痰多、痰声辘辘或痰粘难咯者,用拍背、雾化吸入等法,助痰排出。对喘息哮鸣,心中悸动者,应限制活动,防止喘脱。

3.3 肺胀

肺胀是指多种慢性肺系疾病反复发作,迁延不愈,肺脾肾三脏虚损,从而导致肺管不利,气道不畅,肺气壅滞,胸膺胀满为病理改变,以喘息气促、咳嗽咯痰、胸部膨满、胸闷如塞,或唇甲发绀、心悸浮肿,甚至出现昏迷、喘脱为临床特征的病症。

肺胀是内科常见病、多发病,严重地威胁患者的健康与生命,寻求防治本病的有效方法是目前国内外医学界亟待解决的课题。中医药治疗本病有着广阔的前景,并积累了较为丰富的经验,有待进一步发掘与提高。

3.3.1 病因病机

本病的发生,多因久病肺虚,痰瘀潴留,每因复感外邪诱使本病发作加剧。

3.3.1.1 肺病迁延

肺胀多见于内伤久咳、久喘、久哮、肺痨等肺系慢性疾患,迁延失治,逐步发展所致,是慢性肺系疾患的一种归宿。因此,慢性肺系疾患也就成为肺胀的基本病因。

3.3.1.2 六淫乘袭

六淫既可导致久咳、久喘、久哮、支饮等病证的发生,又可诱发加重这些病证,反复乘袭,使它们反复迁延难愈,导致病机的转化,逐渐演化成肺胀。故感受外邪应为肺胀的病因。

3.3.1.3 年老体虚

肺胀患者虽可见于青少年,但终归少数,而以年老患者为多。年老体虚,肺肾俱不足,体虚不能卫外是六淫反复乘袭的基础,感邪后正不胜邪而病益重,反复罹病而正更虚,如是循环不已,促使肺胀形成。病变首先在肺,继则影响脾、肾,后期病及于心、肝。因肺主气,开窍于鼻,外合皮毛,主表卫外,故外邪从口鼻、皮毛入侵,每多首先犯肺,导致肺气宣降不利,上逆而为咳,升降失常则为喘,久则肺虚,主气功能失常。若肺病及脾,子盗母气,脾失健运,则可导致肺脾两虚。肺为气之主,肾为气之根,肺伤及肾,肾气衰惫,摄纳无权,则气短不续,动则益甚。且肾主水,肾阳衰微,则气不化水,水邪泛溢则肿,凌心肺则喘咳心悸。肺与心脉相通,肺气辅佐心脏运行血脉,肺虚治节失职,则血行涩滞,循环不利,血瘀肺脉,肺气更加壅塞,造成气虚血滞,血滞气郁,由肺及心的恶性后果,临床可见心悸、发绀、水肿、舌质暗紫等症。心阳根于命门真火,肾阳不振,进一步导致心肾阳衰,可呈现喘脱危候。

病理因素有痰浊、水饮、瘀血、气虚、气滞,它们互为影响,兼见同病。痰饮的产生,初由肺气郁滞,脾失健运,津液不归正化而成,渐因肺虚不能布津,脾虚不能转输,肾虚不能蒸化,痰浊潴留益甚。痰、饮、湿(浊)同属津液停积而成。痰饮水浊潴留,其病理是滞塞气机,阻塞气道,肺不能吸清呼浊,清气不足而浊气有余,肺气胀满不能敛降,故胸部膨膨胀满,憋闷如塞。痰浊水饮亦可损伤正气和妨碍血脉运行。气虚气滞的形成,因气根于肾,主于肺,本已年老体虚,下元虚惫,加之喘咳日久,积年不愈,必伤肺气,反复发作,由肺及肾,必致肺肾俱虚。肺不主气而气滞,肾不纳气而气逆,气机当升不升,当降不降,肺肾之气能交相贯通,以致清气难入,浊气难出,滞于胸中,壅埋于肺而成肺胀。瘀血的产生,与肺,肾气虚,气不行血及痰浊壅阻,血涩不利有关。瘀血形成后,又因瘀而滞气,加重痰、气滞塞胸中,成为肺胀的重要病理环节。

由此可见,肺胀的病理性质多属标实本虚。标实为痰浊、水饮、瘀血和气滞,痰有寒化与热化之分;本虚为肺、脾、肾虚,晚期则气虚及阳,或阴阳两虚。其基本病机是肺之体用俱损,呼吸机能错乱,气壅于胸,滞留于肺,痰瘀阻结肺管气道,导致肺体胀满,张缩无力,而成肺胀。如内有停饮,又复感风寒,则可成为外寒内饮证。感受风热或痰郁化热,可表现为痰热证。痰浊壅盛,或痰热内扰,蒙蔽心窍,心神失主,则意识蒙胧、嗜睡甚至昏迷;痰热内闭,热邪耗灼营阴,肝肾失养,阴虚火旺,肝火挟痰上扰,气逆痰升,肝风内动则发生肢颤,抽搐;痰热迫血妄行,则动血而致出血。亦可因气虚日甚,气不摄血而致出血。病情进一步发展可阴损及阳,阳虚不能化气行水,成为阳虚水泛证;阳虚至极,出现肢冷、汗出、脉微弱等元阳欲脱现象。

3.3.2 临床表现

喘、咳、痰、胀,即喘息气促,咳嗽,咯痰,胸部膨满,胀闷如塞等是肺胀的症候特征。病久可见唇甲发绀,心悸浮肿等症。兼外邪或调治不当,其变证坏病可见昏迷、抽搐以至喘脱等。

肺胀是多种慢性肺系疾病后期转归而成,故有长期的咳嗽、咯痰、气喘等症状,胸肺膨胀和病变由肺及心的过程是逐渐形成的。早期除咳嗽、咯痰外,仅有疲劳或活动后有心悸气短,随着病程的进展,肺气壅塞肿满逐渐加重,叩之膨膨作响,自觉憋闷如塞,心悸气急加重或颜面爪甲发绀;进一步发展可出现颈脉动甚,右胁下症积,下肢浮肿甚至有腹水。病变后期,喘咳上气进一步加重,倚息不能平卧,白黏痰增多或咯黄绿色脓痰,发绀明显,头痛,有时烦躁不安,有时神志模糊,或嗜睡或谵语,或有肉困,震颤,抽搐,甚或出现咯血、吐血、便血等。舌质多为暗紫、紫绛,舌下脉络瘀暗增粗。

3.3.3 诊断

典型的临床表现为胸部膨满,胀闷如塞,喘咳上气,痰多及烦躁,心悸等,以喘、咳、痰、胀为特征。

病程缠绵,时轻时重,日久可见面色晦暗,唇甲发绀,脘腹胀满,肢体浮肿,甚或喘脱等危重证候,病重可并发神昏、动风或出血等症。

有长期慢性喘咳病史及反复发作史,一般经 10～20 年形成;发病年龄多为老年,中青年少见。

常因外感而诱发,其中以寒邪为主,过劳、暴怒、炎热也可诱发本病。

体检可见桶状胸,胸部叩诊为过清音,肺部闻及哮鸣音或痰鸣音及湿性锣音,且心音遥远。

X 线、心电图等检查支持西医学肺气肿、肺心病的诊断。

3.3.4 鉴别诊断

肺胀与哮病均以咳逆上气,喘满为主症,有其类似之处,其区别如下。

(1) 哮病

哮病是一种发作性的痰鸣气喘疾患,常突然发病,迅速缓解,且以夜间发作多见;肺胀是包括哮病在内的多种慢性肺系疾病后期转归而成,每次因外感诱发为逐渐加重,经治疗后逐渐缓解,发作时痰瘀阻痹的症状较明显,两病有显著的不同。

(2) 喘病

喘病是以呼吸困难为主要表现,可见于多种急慢性疾病的过程中,常为某些疾病的重要主症和治疗的重点。但肺胀由多种慢性肺系疾病迁延不愈发展而来,喘咳上气,仅是肺胀的一个症状。

3.3.5 辨证论治

3.3.5.1 辨证要点

(1) 辨标本虚实

肺胀的本质是标实本虚,要分清标本主次,虚实轻重。一般感邪发作时偏于标实,平时偏于本虚。标实为痰浊、瘀血,早期痰浊为主,渐而痰瘀并重,并可兼见气滞、水饮错杂为患。后期痰瘀壅盛,正气虚衰,本虚与标实并重。

(2) 辨脏腑阴阳

肺胀的早期以气虚或气阴两虚为主,病位在肺脾肾,后期气虚及阳,以肺、肾、心为主,或阴阳两虚。

3.3.5.2 治疗原则

根据标本虚实,分别选用祛邪扶正是本病的治疗原则。一般感邪时偏于邪实,侧重祛邪为主,根据病邪的性质,分别采取祛邪宣肺(辛温、辛凉),降气化痰(温化、清化),温阳利水(通阳、淡渗),活血化瘀,甚或开窍、熄风、止血等法。平时偏于正虚,侧重以扶正为主,根据脏腑阴阳的不同,分别以补养心肺,益肾健脾,或气阴兼调,或阴阳兼顾。正气欲脱时则应扶正固脱,救阴回阳。祛邪与扶正只有主次之分,一般相辅为用。

3.3.5.3 分证论治

(1) 风寒内饮

症状:咳逆喘满不得卧,气短气急,咯痰白稀,呈泡沫状,胸部膨满,恶寒,周身酸楚,或有口干不欲饮,面色青黯,舌体胖大,舌质暗淡,舌苔白滑,脉浮紧。

治法:温肺散寒,降逆涤痰。

方药:小青龙汤。方中麻黄、桂枝、干姜、细辛温肺散寒化饮;半夏、甘草祛痰降逆;佐白芍、五味子收敛肺气,使散中有收。若咳而上气,喉中如有水鸣声,表寒不著者,可用射干麻黄汤。若饮郁化热,烦躁而喘,脉浮,用小青龙加石膏汤兼清郁热。

(2) 痰热郁肺

症状:咳逆喘息气粗,痰黄或白,黏稠难咯,胸满烦躁,目胀睛突,或发热汗出,或微恶寒,溲黄便干,口渴欲饮,舌质暗红,苔黄或黄腻,脉滑数。

治法:清肺泄热,降逆平喘。

方药:越婢加半夏汤。方用麻黄、石膏,辛凉配伍,辛能宣肺散邪,凉能清泄肺热;半夏、生姜散饮化痰以降逆;甘草、大枣安内攘外,以扶正祛邪。

若痰热内盛,痰胶粘不易咯出,加鱼腥草、黄芩、瓜蒌皮、贝母、海蛤粉以清化痰热,痰热内盛亦可用桑白皮汤。痰热壅结,便秘腹满者,加大黄、风化硝通腑泄热。痰鸣喘息,不能平卧者,加射干、葶苈子泻肺平喘。若痰热伤津,口干舌燥,加花粉、知母、麦门冬以生津润燥。

(3) 痰瘀阻肺

症状:咳嗽痰多,色白或呈泡沫,喉间痰鸣,喘息不能平卧,胸部膨满,憋闷如塞,面色灰白而暗,唇甲发绀,舌质暗或紫,舌下瘀筋增粗,苔腻或浊腻,脉弦滑。

治法:涤痰祛瘀,泻肺平喘。

方药:葶苈大枣泻肺汤合桂枝茯苓丸。方中用葶苈子涤痰除壅,以开泄肺气;佐大枣甘温安中而缓药性,使泻不伤正;桂枝通阳化气,温化寒痰;茯苓除湿化痰;丹皮、赤芍助桂枝通血脉,化瘀滞。痰多可加三子养亲汤化痰下气平喘。本证亦可用苏子降气汤加红花、丹参等化痰祛瘀平喘。若腑气不利,大便不畅者,加大黄、厚朴以通腑除壅。

(4)痰蒙神窍

症状:咳逆喘促日重,咳痰不爽,表情淡漠,嗜睡,甚或意识蒙胧,谵妄,烦躁不安,入夜尤甚,昏迷,撮空理线,或肢体瞤动,抽搐,舌质暗红或淡紫,或紫绛,苔白腻或黄腻,脉细滑数。

治法:涤痰开窍。

方药:涤痰汤合安宫牛黄丸或至宝丹。涤痰汤中半夏、茯苓、甘草、竹茹、胆南星清热涤痰;橘红、枳实理气行痰除壅;菖蒲芳香开窍;人参扶正防脱。加安宫牛黄丸或至宝丹清心开窍。若舌苔白腻而有寒象者,以制南星易胆南星,开窍可用苏合香丸。若痰热内盛,身热,烦躁,谵语,神昏,舌红苔黄者,加黄芩、桑白皮、葶苈子、天竺黄、竹沥以清热化痰。热结大肠,腑气不通者,加大黄、风化硝,或用凉膈散或增液承气汤通腑泄热。若痰热引动肝风而有抽搐者,加钩藤、全蝎、羚羊角粉凉肝熄风。唇甲发绀,瘀血明者,加红花、桃仁、水蛭活血祛瘀。如热伤血络,见皮肤黏膜出血、咯血、便血色鲜者,配清热凉血止血药,如水牛角、生地、丹皮、紫珠草、生大黄等;如血色晦暗,肢冷,舌淡胖,脉沉微,为阳虚不统,气不摄血者,配温经摄血药,如炮姜、侧柏炭、童便或黄土汤、柏叶汤。

(5)肺肾气虚

症状:呼吸浅短难续,咳声低怯,胸满短气,甚则张口抬肩,倚息不能平卧,咳嗽,痰如白沫,咯吐不利,心慌,形寒汗出,面色晦暗,舌淡或黯紫,苔白润,脉沉细无力。

治法:补肺纳肾,降气平喘。

方药:补虚汤合参蛤散。

方中用人参、黄芪、茯苓、甘草补益肺脾之气;蛤蚧、五味子补肺纳肾;干姜、半夏温肺化饮;厚朴、陈皮行气消痰,降逆平喘。还可加桃仁、川芎、水蛭活血化瘀。若肺虚有寒,怕冷,舌质淡,加桂枝、细辛温阳散寒。兼阴伤,低热,舌红苔少,加麦冬、玉竹、知母养阴清热,如见面色苍白,冷汗淋漓,四肢厥冷,血压下降,脉微欲绝等喘脱危象者,急加参附汤送服蛤蚧粉或黑锡丹补气纳肾,回阳固脱。另参附、生脉、参麦、参附青注射液也可酌情选用。

(6) 阳虚水泛

症状：面浮，下肢肿，甚或一身悉肿，脘痞腹胀，或腹满有水，尿少，心悸，喘咳不能平卧，咯痰清稀；怕冷，面唇青紫，舌胖质黯，苔白滑，脉沉虚数或结代。

治法：温阳化饮利水。

方药：真武汤合五苓散。方中用附子、桂枝温阳化气以行水；茯苓、白术、猪苓、泽泻、生姜健脾利水；白芍敛阴和阳。还可加红花、赤芍、泽兰、益母草、北五加皮行瘀利水。水肿势剧，上渍心肺，心悸喘满，倚息不得卧，咳吐白色泡沫痰涎者，加沉香、黑白丑、椒目、葶苈子行气逐水。

3.3.6 转归预后

肺胀的多种证候之间，存在着一定的联系，各证常可互相兼夹转化。其预后受患者的体质、年龄、病程及治疗等因素影响。一般说来，素体较壮、年轻、病程短、病情轻，治疗及时有力者，可使病情基本控制，带病延年，反之则迁延恶化。如出现气不摄血，咳吐泡沫血痰，或吐血、便血；或痰蒙神窍，肝风内动，谵妄昏迷，震颤、抽搐；或见喘脱，神昧，汗出肢冷，脉微欲绝，内闭外脱等危象时，如不及时救治则预后不良。

3.3.7 预防与调摄

预防本病的关键，是重视对原发病的治疗。一旦罹患咳嗽、哮病、喘病、肺痨等肺系疾病，应积极治疗，以免迁延不愈，发展为本病。加强体育锻炼，平时常服扶正固本方药，有助提高抗病能力。既病之后，宜适寒温，预防感冒，避免接触烟尘，以免诱发加重本病。如因外感诱发，立即治疗，以免加重。戒烟酒及恣食辛辣、生冷之品。有水肿者应进低盐或无盐饮食。

4 心脑病证

心主血脉,主神明,心病的症候特征主要表现为血脉运行障碍和神志精神活动异常。脑为精明之府,又称元神之府,脑病的症候特征也表现为神志精神活动障碍。临床常见的心脑病证实证有痰火扰心,饮遏心阳;心血瘀阻及脑脉受损;虚证有心脑气血、阴阳不足及脑髓空虚等。主要证候分述如下。

4.1 心悸

心悸是因外感或内伤,致气血阴阳亏虚,心失所养;或痰饮瘀血阻滞,心脉不畅,引起以心中急剧跳动,惊慌不安,甚则不能自主为主要临床表现的一种病症。心悸因惊恐、劳累而发,时作时止,不发时如常人,病情较轻者为惊悸;若终日悸动,稍劳尤甚,全身情况差,病情较重者为怔忡。怔忡多伴惊悸,惊悸日久不愈者亦可转为怔忡。心悸是心脏常见病证,为临床多见,除可由心本身的病变引起外,也可由它脏病变波及于心而致。

4.1.1 病因病机

体虚久病:禀赋不足,素体虚弱,或久病失养,劳欲过度,气血阴阳亏虚,以致心失所养,发为心悸。

饮食劳倦:嗜食膏粱厚味,煎炸炙煿,蕴热化火生痰,或伤脾滋生痰浊,痰火扰心而致心悸。劳倦太过伤脾,或久坐卧伤气,引起生化之源不足,而致心血虚少,心失所养,神不潜藏,而发为心悸。

七情所伤:平素心虚胆怯,突遇惊恐或情怀不适,悲哀过极,忧思不解等七情扰动,忤犯心神,心神动摇,不能自主而心悸。

感受外邪风寒湿:三气杂至,合而为痹,痹证日久,复感外邪,内舍于心,痹阻心脉,心之气血运行受阻,发为心悸;或风寒湿热之邪,由血脉内侵于心,耗伤心之气血阴阳,亦可引起心悸。如温病、疫毒均可灼伤营阴,心失所养而发为心悸。或邪毒内扰心神,心神不安,也可发为心悸,如春温、风温、暑温、白喉、梅毒等病,往往伴见心悸。

药物中毒:药物过量或毒性较剧,损害心气,甚则损伤心质,引起心悸,如附子、乌头,或西药锑剂、洋地黄、奎尼丁、肾上腺素、阿托品等,当用药过量或不当时,均能引发心动悸、脉结代一类证候。

心悸的发病,或由惊恐恼怒,动摇心神,致心神不宁而为惊悸;或因久病体虚,劳累过度,耗伤气血,心神失养,若虚极邪盛,无惊自悸,悸动不已,则成为怔忡。

心悸的病位主要在心,由于心神失养,心神动摇,悸动不安。但其发病与脾、肾、肺、肝四脏功能失调相关。如脾不生血,心血不足,心神失养则动悸。脾失健运,痰湿内生,扰动心神,心神不安而发病。肾阴不足,不能上制心火,或肾阳亏虚,心阳失于温煦,均可发为心悸。肺气亏虚,不能助心以主治节,心脉运行不畅则心悸不安。肝气郁滞,气滞血瘀,或气郁化火,致使心脉不畅,心神受扰,都可引发心悸。

心悸的病性主要有虚实两方面。虚者为气血阴阳亏损,心神失养而致。实者多由痰火扰心,水饮凌心及瘀血阻脉而引起。虚实之间可以相互夹杂或转化。如实证日久,耗伤正气,可分别兼见气、血、阴、阳之亏损,而虚证也可因虚致实,而兼有实证表现,如临床上阴虚生内热者常兼火亢或夹痰热,阳虚不能蒸腾水湿而易夹水饮、痰湿,气血不足、气血运行滞涩而易出现气血瘀滞,瘀血与痰浊又常常互结为患。总之,本病为本虚标实证,其本为气血不足,阴阳亏损,其标是气滞、血瘀、痰浊、水饮,临床表现多为虚实夹杂之证。

4.1.2 临床表现

心悸的基本证候特点是发作性心慌不安,心跳剧烈,不能自主,或一过性、阵发性,或持续时间较长,或一日数次发作,或数日一次发作。常兼见胸闷气短,神疲乏力,头晕喘促,甚至不能平卧,以至出现晕厥。其脉象表现或数或迟,或乍疏乍数,并以结脉、代脉、促脉、涩脉为常见。

心悸失治、误治,可以出现变证。若心悸兼见浮肿尿少,形寒肢冷,坐卧不安,动则气喘,脉疾数微,此为心悸重症心肾阳虚、水饮凌心的特点。若心悸突发,喘促,不得卧,咯吐泡沫痰,或为粉红色痰涎,或夜间阵发咳嗽,尿少肢肿,脉数细微,此为心悸危症水饮凌心射肺之特点。若心悸突见面色苍白,大汗淋漓,四肢厥冷,喘促欲脱,神志淡漠,此为心阳欲脱之危证。若心悸脉象散乱,极疾或极迟,面色苍白,口唇发绀,突发意识丧失,肢体抽搐,短暂即恢复正常而无后遗症,或一厥不醒,为心悸危症晕厥之特点。

4.1.3 诊断

自觉心慌不安,心跳剧烈,神情紧张,不能自主,心搏或快速,或心跳过重,或忽跳忽止,呈阵发性或持续不止。

伴有胸闷不适,易激动,心烦,少寐多汗,颤动,乏力,头晕等。中老年发作频繁者,可伴有心胸疼痛,甚至喘促,肢冷汗出,或见晕厥。

常由情志刺激、惊恐、紧张、劳倦过度、饮酒饱食等原因诱发。

可见有脉象数、疾、促、结、代、沉、迟等变化。

心电图、血压、X线胸部摄片等检查有助于明确诊断。

4.1.4 鉴别诊断

胸痹心痛患者也可伴见心悸的症状,如表现为心慌不安,脉结或代,但以胸闷心痛为主症。此外,胸痹心痛中的真心痛,以心前区或胸骨后刺痛,牵及肩胛两背为主症,并常伴较突出的心悸症状,脉或数,或迟,或脉律不齐,常因劳累、感寒、饱餐、情绪波动等而诱发,多呈短暂发作,但甚者心痛剧烈不止,唇甲发绀或手足青冷至节,呼吸急促,大汗淋漓,脉微欲绝,直到晕厥,病情危笃。因此,在胸痹心痛中心悸应视为胸痹的一系列临床表现中的一个次要症状,而与以心悸为主症的心悸病证有所不同。

4.1.5 辨证论治

4.1.5.1 辨证要点

(1) 辨惊悸与怔忡

大凡惊悸发病,多与情绪有关,可由骤遇惊恐,忧思恼怒,悲哀过极或过度紧张而诱发,多为阵发性,病来虽速,病情较轻,实证居多,病势轻浅,可自行缓解,不发时如常人。怔忡多由久病体虚、心脏受损所致,无精神因素亦可发生,常持续心悸,心中惕惕,不能自控,活动后加重,病情较重,每属实证,或虚中夹实,病来虽渐,不发时亦可见脏腑虚损症状。惊悸日久不愈,亦可形成怔忡。

(2) 辨虚实

心悸证候特点多为虚实夹杂,虚者指脏腑气血阴阳亏虚,实者多指痰饮、瘀血、火邪之类。辨证时,要注意分清虚实的多寡,以决定治疗原则。

(3) 辨脉象

观察脉象变化是心悸辨证中重要的客观内容,常见的异常脉象如结脉、代脉、促脉、涩脉、迟脉，要仔细体会、掌握其临床意义。临床应结合病史、症状，推断脉症从舍。一般认为，阳盛则促，数为阳热，若脉虽数、促而沉细、微细，伴有面浮肢肿，动则气短，形寒肢冷，舌淡者，为虚寒之象。阴盛则结，迟而无力为虚，脉象迟、结、代者，一般多属虚寒，其中结脉表示气血凝滞，代脉常为元气虚衰、脏气衰微。凡久病体虚而脉象弦滑搏指者为逆，病情重笃而脉象散乱模糊者为病危之象。

（4）辨病情

对心悸的临床辨证应结合引起心悸原发疾病的诊断，以提高辨证准确性，如功能性心律失常所引起的心悸，常表现为心率快速型心悸，多属心虚胆怯，心神动摇；冠心病心悸，多为气虚血瘀，或由痰瘀交阻而致；风心病引起的心悸，以心脉痹阻为主；病毒性心肌炎引起的心悸，多由邪毒外侵，内舍于心，常呈气阴两虚，瘀阻络脉证。

4.1.5.2 治疗原则

心悸虚证由脏腑气血阴阳亏虚、心神失养所致者，治当补益气血，调理阴阳，以求气血调畅，阴平阳秘，并配合应用养心安神之品，促进脏腑功能的恢复。心悸实证常因于痰饮、瘀血等所致，治当化痰、涤饮、活血化瘀，并配合应用重镇安神之品，以求邪去正安，心神得宁。临床上心悸表现为虚实夹杂时，当根据虚实之多少，攻补兼施，或以攻邪为主，或以扶正为主。

4.1.5.3 分证论治

（1）心虚胆怯

症状：心悸不宁，善惊易恐，坐卧不安，少寐多梦而易惊醒，食少纳呆，恶闻声响，苔薄白，脉细略数或细弦。

治法：镇惊定志，养心安神。

方药：安神定志丸。方中龙齿、朱砂镇惊宁神；茯苓、茯神、石菖蒲、远志安神定志；人参益气养心。可加琥珀、磁石重镇安神。

（2）心脾两虚

症状：心悸气短，头晕目眩，少寐多梦，健忘，面色无华，神疲乏力，纳呆食少，腹胀便溏，舌淡红，脉细弱。

治法：补血养心，益气安神。

方药：归脾汤。方中当归、龙眼肉补养心血；黄芪、人参、白术、炙甘草益气以生血；茯神、远志、酸枣仁宁心安神；木香行气，令补而不滞。

若心悸气短，神疲乏力，心烦失眠，五心烦热，自汗盗汗，胸闷，面色无华，舌淡红少津,苔少或无,脉细数,为气阴两虚,治以益气养阴,养心安神,用炙甘草汤加减。本方益气滋阴,补血复脉。方中炙甘草、人参、大枣益气以补心脾;干地黄、麦冬、阿胶、麻子仁甘润滋阴,养心补血,润肺生津;生姜、桂枝、酒通阳复脉。气虚甚者加黄芪、党参;血虚甚者加当归、熟地;阳虚甚而汗出肢冷,脉结或代者,加附片、肉桂;阴虚甚者,加麦冬、阿胶、玉竹;自汗、盗汗者,加麻黄根、浮小麦。

(3)阴虚火旺

症状:心悸易惊,心烦失眠,五心烦热,口干,盗汗,思虑劳心则症状加重,伴有耳鸣,腰酸,头晕目眩,舌红少津,苔薄黄或少苔,脉细数。

治法:滋阴清火,养心安神。

方药:黄连阿胶汤。方中黄连、黄芩清心火;阿胶、芍药滋阴养血;鸡子黄滋阴清热两相兼顾。常加酸枣仁、珍珠母、生牡蛎等以加强安神定悸之功。

肾阴亏虚、虚火妄动、遗精腰酸者,加龟板、熟地、知母、黄柏,或加服知柏地黄丸,滋补肾阴,清泻虚火。阴虚而火热不明显者,可改用天王补心丹滋阴养血;养心安神。心阴亏虚、心火偏旺者,可改服朱砂安神丸养阴清热,镇心安神。

若阴虚夹有瘀热者,可加丹参、赤芍、丹皮等清热凉血,活血化瘀。夹有痰热者,可加用黄连温胆汤,清热化痰。

(4)心阳不振

症状:心悸不安,胸闷气短,动则尤甚,面色苍白,形寒肢冷,舌淡苔白,脉虚弱,或沉细无力。

治法:温补心阳,安神定悸。

方药:桂枝甘草龙骨牡蛎汤。方中桂枝、炙甘草温补心阳;生龙齿、生牡蛎安神定悸。大汗出者,重用人参、黄芪,加煅龙骨、煅牡蛎、山萸肉,或用独参汤煎服;心阳不足、寒象突出者,加黄芪、人参、附子益气温阳;夹有瘀血者,加丹参、赤芍、桃仁、红花等。

(5)水饮凌心

症状:心悸,胸闷痞满,渴不欲饮,下肢浮肿,形寒肢冷,伴有眩晕,恶心呕吐,流涎,小便短少,舌淡苔滑或沉细而滑。

治法:振奋心阳,化气利水。

方药:苓桂术甘汤。方中茯苓淡渗利水;桂枝、炙甘草通阳化气;白术健脾祛湿。兼见恶心呕吐,加半夏、陈皮、生姜皮和胃降逆止呕;尿少肢肿,加泽泻、猪苓、防己、大腹皮、车前子利水渗湿;兼见水湿上凌于肺,肺失宣降,出现咳喘,加杏仁、桔梗以开宣肺气,葶苈子、五加皮、防己以泻肺利水;兼见瘀血者,加当归、川芎、丹参活血化瘀。

若肾阳虚衰,不能制水,水气凌心,症见心悸,咳喘,不能平卧,浮肿,小便不利可用真武汤,温阳化气利水。方中附子温肾暖土;茯苓健脾渗湿;白术健脾燥湿;白芍利小便,通血脉;生姜温胃散水。

(6)心血瘀阻

症状:心悸,胸闷不适,心痛时作,痛如针刺,唇甲青紫,舌质紫暗或有瘀斑,脉涩或结或代。

治法:活血化瘀,理气通络。

方药:桃仁红花煎。方中桃仁、红花、丹参、赤芍、川芎活血化瘀;延胡索、香附、青皮理气通脉止痛;生地、当归养血和血。胸部窒闷不适,去生地之滋腻,加沉香、檀香、降香利气宽胸。胸痛甚,加乳香、没药、五灵脂、蒲黄、三七粉等活血化瘀,通络定痛。兼气虚者,去理气之青皮,加黄芪、党参、黄精补中益气。兼血虚者,加何首乌、枸杞子、熟地滋养阴血。兼阴虚者,加麦冬、玉竹、女贞子滋阴。兼阳虚者,加附子、肉桂、淫羊藿温补阳气。兼挟痰浊,而见胸满闷痛,苔浊腻者,加瓜蒌、薤白、半夏理气宽胸化痰。心悸由瘀血所致,也可选用丹参饮或血府逐瘀汤。

(7)痰火扰心

症状:心悸时发时止,受惊易作,胸闷烦躁,失眠多梦,口干苦,大便秘结,小便短赤,舌红苔黄腻,脉弦滑。

治法:清热化痰,宁心安神。

方药:黄连温胆汤。方中黄连苦寒泻火,清心除烦;温胆汤清热化痰。全方使痰热去,心神安。可加栀子、黄芩、全瓜蒌,以加强清火化痰之功。可加生龙骨、生牡蛎、珍珠母、石决明镇心安神。若大便秘结者,加生大黄泻热通腑。火热伤阴者,加沙参、麦冬、玉竹、天冬、生地滋阴养液。

重症心悸时应予心电监护,中西药物综合抢救治疗,常用的中药抢救措施有:①脉率快速型心悸可选用生脉注射液静脉缓慢注射,或静脉滴注,也可用黄夹苷、福寿草总甙、万年青甙,缓慢静注。②脉率缓慢型心悸可选用参附注射液或人参注射液缓慢静注或静脉滴注。

4.1.5.4 针灸治疗

治法:宁心定悸。取心、心包的背俞穴、募穴为主。

主穴:心俞、厥阴俞、巨阙、膻中、神门、内关。

配穴:心虚胆怯配胆俞;心血不足配脾俞、足三里;心阳不振配至阳、关元;阴虚火旺配太溪、三阴交;心血瘀阻配膈俞;水气凌心配水分、阴陵泉。

方义:心俞、厥阴俞、巨阙、膻中分别为心和心包的背俞穴、募穴,属俞募配穴法,可调心气以定悸,不论何种心悸皆可用之;神门为心之原穴,可宁心定悸;内关为心包经的络穴,功在宁心通络,安神定悸。

操作:心俞、厥阴俞、巨阙不可深刺,以免伤及内脏。余穴均常规刺。除阴虚火旺外,可加灸。

4.1.6 转归预后

心悸的预后转归主要取决于本虚标实的程度,治疗是否及时、恰当。心悸仅为偶发、短暂、阵发者,一般易治,或不药而解;反复发作或长时间持续发作者,较为难治。如患者气血阴阳虚损程度较轻,未见瘀血、痰饮之标证,病损脏腑单一,治疗及时得当,脉象变化不显著者,病证多能痊愈。反之,脉象过数、过迟、频繁结代或乍疏乍数者,治疗颇为棘手,兼因失治、误治,预后较差。若出现喘促、水肿、胸痹心痛、厥证、脱证等变证、坏病,若不及时抢救治疗,预后极差,甚至猝死。

4.1.7 预防与调摄

情志调畅,饮食有节及避免外感六淫邪气,增强体质等是预防本病的关键。积极治疗胸痹心痛、痰饮、肺胀、喘证及痹病等,对预防和治疗心悸发作具有重要意义。

心悸患者应保持精神乐观,情绪稳定,坚持治疗,坚定信心。应避免惊恐刺激及忧思恼怒等。生活作息要有规律。饮食有节,宜进食营养丰富而易消化吸收的食物,宜低脂、低盐饮食,忌烟酒、浓茶。轻证可从事适当体力活动,以不觉劳累、不加重症状为度,避免剧烈活动。重症心悸应卧床休息,还应及早发现变证、坏病先兆症状,做好急救准备。

4.2 眩晕

眩晕是由于情志、饮食内伤、体虚久病、失血劳倦及外伤、手术等病因,引起风、火、痰、瘀上扰清空或精亏血少,清窍失养为基本病机,以头晕、眼花为主要临床表现的一类病证。眩即眼花,晕是头晕,两者常同时并见,故统称为"眩晕",其轻者闭目可止,重者如坐车船,旋转不定,不能站立,或伴有恶心、呕吐、汗出、面色苍白等症状。

眩晕为临床常见病证,多见于中老年人,亦可发于青年人。本病可反复发作,妨碍正常工作及生活,严重者可发展为中风、厥证或脱证而危及生命。临床上用中医中药防治眩晕,对控制眩晕的发生、发展具有较好疗效。

4.2.1 病因病机

情志内伤:素体阳盛,加之恼怒过度,肝阳上亢,阳升风动,发为眩晕;或因长期忧郁恼怒,气郁化火,使肝阴暗耗,肝阳上亢,阳升风动,上扰清空,发为眩晕。

饮食不节:饮食不节,损伤脾胃,脾胃虚弱,气血生化无源,清窍失养而作眩晕;或嗜酒肥甘,饥饱劳倦,伤于脾胃,健运失司,以致水谷不化精微,聚湿生痰,痰湿中阻,浊阴不降,引起眩晕。

外伤、手术:头部外伤或手术后,气滞血瘀,痹阻清窍,发为眩晕。

体虚、久病、失血、劳倦过度:肾为先天之本,藏精生髓,若先天不足,肾精不充,或者年老肾亏,或久病伤肾,或房劳过度,导致肾精亏虚,不能生髓,而脑为髓之海,髓海不足,上下俱虚,而发生眩晕。或肾阴素亏,肝失所养,以致肝阴不足,阴不制阳,肝阳上亢,发为眩晕。大病久病或失血之后,虚而不复,或劳倦过度,气血衰少,气血两虚,气虚则清阳不展,血虚则脑失所养,皆能发生眩晕。

本病病位在清窍,由气血亏虚、肾精不足致脑髓空虚,清窍失养,或肝阳上亢、痰火上逆、瘀血阻窍而扰动清窍发生眩晕,与肝、脾、肾三脏关系密切。眩晕的病性以虚者居多,故张景岳谓"虚者居其八九",如肝肾阴虚、肝风内动,气血亏虚、清窍失养,肾精亏虚、脑髓失充。眩晕实证多由痰浊阻遏,升降失常,痰火气逆,上犯清窍,瘀血停着,痹阻清窍而成。眩晕的发病过程中,各种病因病机,可以相互影响,相互转化,形成虚实夹杂;或阴损及阳,阴阳两虚。肝风、痰火上扰清窍,进一步发展可上蒙清窍,阻滞经络,而形成中风;或突发气机逆乱,清窍暂闭或失养,而引起晕厥。

4.2.2 临床表现

本病的临床表现特征是头晕与目眩,轻者仅眼花,头重脚轻,或摇晃浮沉感,闭目即止;重则如坐车船,视物旋转,甚则欲仆。或兼目涩耳鸣,少寐健忘,腰膝酸软;或恶心呕吐,面色苍白,汗出肢冷等。发作间歇期长短不一,可为数月发作一次,亦有一月数次。常可有情志不舒的诱因,但也可突然起病,并可逐渐加重。眩晕若兼头胀而痛,心烦易怒,肢麻震颤者。应警惕发生中风。正如清代李用粹《证治汇外·卷一·中风》所说:"平人手指麻木,不时眩晕,乃中风先兆,须预防之。"

4.2.3 诊断

头晕目眩,视物旋转,轻者闭目即止,重者如坐车船,甚则扑倒。

可伴有恶心呕吐,眼球震颤,耳鸣耳聋,汗出,面色苍白等。

多慢性起病,反复发作,逐渐加重。也可见急性起病者。

查血红蛋白、红细胞计数、测血压、作心电图、颈椎 X 线摄片、头部 CT、MRI 等项检查,有助于明确诊断。

应注意排除颅内肿瘤、血液病等。

4.2.4 鉴别诊断

4.2.4.1 中风病

中风病以猝然昏仆,不省人事,伴有口舌㖞斜,半身不遂,失语;或不经昏仆,仅以㖞斜不遂为特征。中风昏仆与眩晕之仆倒相似,且眩晕可为中风病先兆,但眩晕患者无半身不遂、口舌㖞斜及舌强语謇等表现。

4.2.4.2 厥证

厥证以突然昏仆,不省人事,或伴有四肢厥冷为特点,发作后一般在短时间内逐渐苏醒,醒后无偏瘫、失语、口舌㖞斜等后遗症。严重者也可一厥不醒而死亡。眩晕发作严重者也可有眩晕欲倒的表现,但一般无昏迷不省人事的表现。

4.2.4.3 痫病

痫病以突然仆倒,昏不知人,口吐涎沫,两目上视,四肢抽搐,或口中如做猪羊叫声,移时苏醒,醒后一如常人为特点。痫病昏仆与眩晕甚者之仆倒相似,且其发前多有眩晕、乏力、胸闷等先兆,发作日久常有神疲乏力、眩晕时作等症状表现,故应与眩晕鉴别,其鉴别要点为痫病昏仆必有昏迷不省人事,且伴口吐涎沫,两目上视,抽搐,猪羊叫声等症状。

4.2.5 辨证论治

4.2.5.1 辨证要点

(1) 辨脏腑

眩晕病位虽在清窍,但与肝、脾、肾三脏功能失常关系密切。肝阴不足,肝郁化火,均可导致肝阳上亢,其眩晕兼见头胀痛,面潮红等症状。脾虚气血生化乏源,眩晕兼有纳呆,乏力,面色㿠白等;脾失健运,痰湿中阻,眩晕兼见纳呆,呕恶,头重,耳鸣等;肾精不足之眩晕,多兼腰酸腿软,耳鸣如蝉等。

(2) 辨虚实

眩晕以虚证居多,挟痰挟火亦兼有之;一般新病多实,久病多虚,体壮者多实,体弱者多虚,呕恶、面赤、头胀痛者多实,体倦乏力、耳鸣如蝉者多虚;发作期多实,缓解期多虚。病久常虚中夹实,虚实夹杂。

(3)辨体质

面白而肥多为气虚多痰,面黑而瘦多为血虚有火。

(4)辨标本

眩晕以肝肾阴虚、气血不足为本,风、火、痰、瘀为标。其中阴虚多见咽干口燥,五心烦热,潮热盗汗,舌红少苔,脉弦细数;气血不足则见神疲倦怠,面色不华,爪甲不荣,食欲缺乏,舌淡嫩,脉细弱。标实又有风性主动,火性上炎,痰性黏滞,瘀性留著之不同,要注意辨别。

4.2.5.2 治疗原则

眩晕的治疗原则主要是补虚而泻实,调整阴阳。虚证以肾精亏虚、气血衰少居多,精虚者填精生髓,滋补肝肾;气血虚者宜益气养血,调补脾肾。实证则以潜阳、泻火、化痰、逐瘀为主要治法。

4.2.5.3 分证论治

(1)肝阳上亢

症状:眩晕耳鸣,头痛且胀,遇劳、恼怒加重,肢麻震颤,失眠多梦,急躁易怒,舌红苔黄,脉弦。

治法:平肝潜阳,滋养肝肾。

方药:天麻钩藤饮。方中天麻、钩藤、石决明平肝熄风;黄芩、栀子清肝泻火;益母草活血利水;牛膝引血下行,配合杜仲、桑寄生补益肝肾;茯神、夜交藤养血安神定志。全方共奏平肝潜阳,滋补肝肾之功。若见阴虚较盛,舌红少苔,脉弦细数较为明显者,可选生地、麦冬、玄参、何首乌、生白芍等滋补肝肾之阴。若肝阳化火,肝火亢盛,表现为眩晕、头痛较甚,耳鸣、耳聋暴作,目赤,口苦,舌红苔黄燥,脉弦数,可选用龙胆草、丹皮、菊花、夏枯草等清肝泻火。便秘者可选加大黄、芒硝或当归龙荟丸以通腑泄热。眩晕剧烈,呕恶,手足麻木或肌肉眲动者,有肝阳化风之势,尤其对中年以上者要注意是否有引发中风病的可能,应及时治疗,可加珍珠母、生龙骨、生牡蛎等镇肝熄风,必要时可加羚羊角以增强清热熄风之力。

(2)肝火上炎

症状:头晕且痛,其势较剧,目赤口苦,胸胁胀痛,烦躁易怒,寐少多梦,小便黄,大便干结,舌红苔黄,脉弦数。

治法:清肝泻火,清利湿热。

方药:龙胆泻肝汤。方用龙胆草、栀子、黄芩清肝泻火;柴胡、甘草疏肝清热调中;木通、泽泻、车前子清利湿热;生地、当归滋阴养血。全方清肝泻火利湿,清中有养,泻中有补。若肝火扰动心神,失眠、烦躁者,加磁石、龙齿、珍珠母、琥珀,清肝热且安神。肝火化风,肝风内动,肢体麻木、颤震,欲发中风病者,加全蝎、蜈蚣、地龙、僵蚕,平肝熄风,清热止痉。

(3)痰浊上蒙

症状:眩晕,头重如蒙,视物旋转,胸闷作恶,呕吐痰涎,食少多寐,苔白腻,脉弦滑。

治法:燥湿祛痰,健脾和胃。

方药:半夏白术天麻汤。方中二陈汤理气调中,燥湿祛痰;配白术补脾除湿,天麻养肝熄风;甘草、生姜、大枣健脾和胃,调和诸药。头晕头胀,多寐,苔腻者,加藿香、佩兰、石菖蒲等醒脾化湿开窍;呕吐频繁,加代赭石、竹茹和胃降逆止呕;脘闷、纳呆、腹胀者,加厚朴、白蔻仁、砂仁等理气化湿健脾;耳鸣、重听者,加葱白、郁金、石菖蒲等通阳开窍。

痰浊郁而化热,痰火上犯清窍,表现为眩晕,头目胀痛,心烦口苦,渴不欲饮,苔黄腻,脉弦滑,用黄连温胆汤清化痰热。若素体阳虚,痰从寒化,痰饮内停,上犯清窍者,用苓桂术甘汤合泽泻汤温化痰饮。

(4)瘀血阻窍

症状:眩晕头痛,兼见健忘、失眠、心悸、精神不振、耳鸣耳聋,面唇紫暗,舌瘀点或瘀斑,脉弦涩或细涩。

治法:活血化瘀,通窍活络。

方药:通窍活血汤。方中用赤芍、川芎、桃仁、红花活血化瘀通络;麝香芳香走窜,开窍散结止痛,老葱散结通阳,二者共呈开窍通阳之功;黄酒辛窜,以助血行;大枣甘温益气,缓和药性,配合活血化瘀、通阳散结开窍之品,以防耗伤气血。全方共呈活血化瘀、通窍活络之功。若见神疲乏力,少气自汗等气虚证者,重用黄芪,以补气固表,益气行血;若兼有畏寒肢冷,感寒加重者,加附子、桂枝温经活血;若天气变化加重,或当风而发,可重用川芎,加防风、白芷、荆芥穗、天麻等理气祛风之品。

(5)气血亏虚

症状:头晕目眩,动则加剧,遇劳则发,面色㿠白,爪甲不荣,神疲乏力,心悸少寐,食欲缺乏,便溏,舌淡苔薄白,脉细弱。

治法:补养气血,健运脾胃。

方药:归脾汤。方中黄芪、人参、白术、当归健脾益气生血;龙眼肉、茯神、远志、酸枣仁养心安神;木香理气醒脾,使其补而不滞;甘草调和诸药。全方有补养气血,健运脾胃,养心安神之功效。若气虚卫阳不固,自汗时出,易于感冒,重用黄芪,加防风、浮小麦益气固表敛汗;脾虚湿盛,泄泻或便溏者,加薏苡仁、泽泻、炒扁豆,当归炒用健脾利水;气损及阳,兼见畏寒肢冷,腹中冷痛等阳虚症状,加桂枝、干姜温中散寒;血虚较甚,面色㿠白无华,加熟地、阿胶、紫河车粉(冲服)等养血补血,并重用参芪以补气生血。

若中气不足,清阳不升,表现时时眩晕,气短乏力,食欲缺乏,神疲,便溏下坠,脉象无力者,用补中益气汤补中益气,升清降浊。

(6)肝肾阴虚

症状:眩晕久发不已,视力减退,两目干色恩涩,少寐健忘,心烦口干,耳鸣,神疲乏力,腰酸膝软,遗精,舌红苔薄,脉弦细。

治法:滋养肝肾,养阴填精。

方药:左归丸。方中熟地、山萸肉、山药滋阴补肾;枸杞子、菟丝子补益肝肾,鹿角霜助肾气,三者生精补髓;牛膝强肾益精,引药入肾;龟板胶滋阴降火,补肾壮骨。全方共呈滋补肝肾,养阴填精之功效。若阴虚生内热,表现咽干口燥,五心烦热,潮热盗汗,舌红,脉弦细数者,可加炙鳖甲、知母、青蒿等滋阴清热;心肾不交,失眠、多梦、健忘者,加阿胶、鸡子黄、酸枣仁、柏子仁等交通心肾,养心安神;若水不涵木,肝阳上亢者,可加清肝、平肝、镇肝之晶,如龙胆草、柴胡、天麻等。

4.2.6 转归预后

本病以肝肾阴虚、气血亏虚的虚证多见,由于阴虚无以制阳,或气虚则生痰酿湿等,可因虚致实,而转为本虚标实之证;另一方面,肝阳、肝火、痰浊、瘀血等实证日久,也可伤阴耗气,而转为虚实夹杂之证。中年以上眩晕由肝阳上扰、肝火上炎、瘀血阻窍眩晕者,由于肾气渐衰,若肝肾之阴渐亏,而阳亢之势日甚,阴亏阳亢,阳化风动,血随气逆,夹痰夹火,上蒙清窍,横窜经络,可形成中风病,轻则致残,重则致命。

眩晕病情轻者,治疗护理得当,预后多属良好;病重经久不愈,发作频繁,持续时间较长,严重影响工作和生活者,则难以根治。

4.2.7 预防与调摄

保持心情开朗愉悦,饮食有节,注意养生保护阴精,有助于预防本病。

患者的病室应保持安静、舒适,避免噪声,光线柔和。保证充足的睡眠,注意劳逸结合。保持心情愉快,增强战胜疾病的信心。饮食以清淡易消化为宜,多吃蔬菜、水果,忌烟酒、油腻、辛辣之品,少食海腥发物,虚证眩晕者可配合食疗,加强营养。眩晕发作时应卧床休息,闭目养神,少作或不作旋转、弯腰等动作,以免诱发或加重病情。重症病人要密切注意血压、呼吸、神志、脉搏等情况,以便及时处理。

4.3 中风病

中风病是由于正气亏虚,饮食、情志、劳倦内伤等引起气血逆乱,产生风、火、痰、瘀,导致脑脉痹阻或血溢脑脉之外为基本病机,以突然昏仆、半身不遂、口舌歪斜、言语謇涩或不语、偏身麻木为主要临床表现的病症。根据脑髓神机受损程度的不同,有中经络、中脏腑之分,有相应的临床表现。本病多见于中老年人。四季皆可发病,但以冬春两季最为多见。

4.3.1 病因病机

积损正衰"年四十而阴气自半,起居衰矣"。年老体弱,或久病气血亏损,脑脉失养。气虚则运血无力,血流不畅,而致脑脉瘀滞不通;阴血亏虚则阴不制阳,内风动越,携痰浊、瘀血止扰清窍,突发本病。正如《景岳全书·非风》说:"卒倒多由昏愦,本皆内伤积损颓败而然。"

劳倦内伤:烦劳过度,伤耗阴精,阴虚而火旺,或阴不制阳易使阳气鸱张,引动风阳,内风旋动,则气火俱浮,或兼挟痰浊、瘀血上壅清窍脉络。

脾失健运过食肥甘醇酒,致使脾胃受伤,脾失运化,痰浊内生,郁久化热,痰热互结,壅滞经脉,上蒙清窍;或素体肝旺,气机郁结,克伐脾土,痰浊内生;或肝郁化火,烁津成痰,痰郁互结,携风阳之邪,窜扰经脉,发为本病。此即《丹溪心法·中风》所谓"湿土生痰,痰生热,热生风也"。饮食不节,脾失健运,气血生化无源,气血精微衰少,脑脉失养,再加之情志过极、劳倦过度等诱因,使气血逆乱,脑之神明不用,而发为中风。

过极:七情所伤,肝失条达,气机郁滞,血行不畅,瘀结脑脉;暴怒伤肝,则肝阳暴张,或心火暴盛,风火相煽,血随气逆,上冲犯脑。凡此种种,均易引起气血逆乱,上扰脑窍而发为中风。尤以暴怒引发本病者最为多见。

综观本病,由于患者脏腑功能失调,气血素虚或痰浊、瘀血内生,加之劳倦内伤、忧思恼怒、饮酒饱食、用力过度、气候骤变等诱因,而致瘀血阻滞、痰热内蕴,或阳化风动、血随气逆,导致脑脉痹阻或血溢脉外,引起昏仆不遂,发为中风。其病位在脑,与心、肾、肝、脾密切相关。其病机有虚(阴虚、气虚)、火(肝火、心火)、风(肝风)、痰(风痰、湿痰)、气(气逆)、血(血瘀)六端,此六端多在一定条件下相互影响,相互作用。病性多为本虚标实,上盛下虚。在本为肝肾阴虚,气血衰少,在标为风火相煽,痰湿壅盛,瘀血阻滞,气血逆乱。而其基本病机为气血逆乱,上犯于脑,脑之神明失用。

4.3.2 临床表现

脑脉痹阻或血溢脑脉之外所引起的脑髓神机受损是中风病的症候特征。其主症为神昏、半身不遂、言语謇涩或不语、口舌歪斜、偏身麻木。次症见头痛、眩晕、呕吐、二便失禁或不通、烦躁、抽搐、痰多、呃逆。舌象可表现为舌强、舌歪、舌卷,舌质暗红或红绛,舌有瘀点、瘀斑;苔薄白、白腻、黄或黄腻;脉象多弦,或弦滑、弦细,或结或代等。

神昏初起即可见。轻者神思恍惚,迷蒙,嗜睡。重者昏迷或昏愦。有的病人起病时神清,数日后渐见神昏,多数神昏病人常伴有谵妄、躁扰不宁等症状。

半身不遂,轻者仅见偏身肢体力弱或活动不利,重者则完全瘫痪。有单个肢体力弱或瘫痪者,也有一侧肢体瘫痪不遂者;病人起病可仅为偏身力弱,而进行性加重,直至瘫痪不遂,或起病即见偏身瘫痪。急性期,病人半身不遂多见患肢松懈瘫软。少数为肢体强痉拘急。后遗症期,多遗有患肢强痉挛缩,尤以手指关节僵硬、屈伸不利最为严重。

口舌歪斜,多与半身不遂共见,伸舌时多歪向瘫痪侧肢体,常伴流涎。

言语謇涩或不语轻者,仅见言语迟缓不利,吐字不清,患者自觉舌体发僵;重者不语。部分患者在病发之前,常伴有一时性的言语不利,旋即恢复正常。

本病发病前常有先兆症状。如素有眩晕、头痛、耳鸣,突然出现一过性言语不利或肢体麻木,视物昏花,甚则晕厥,一日内发作数次,或几日内多次复发。若骤然内风旋动,痰火交织发病者,于急性期可出现呕血、便血、壮热、喘促、顽固性呃逆,甚至厥而不复,瞳孔或大或小,病情危笃,多难救治。

4.3.3 诊断

以神志恍惚、迷蒙,甚至昏迷或昏愦,半身不遂,口舌歪斜,舌强言謇或不语,偏身麻木为主症。

多急性起病。

病发多有诱因,病前常有头晕、头痛、肢体麻木、力弱等先兆症。

好发年龄为40岁以上。

诊断时,在中风病病名的诊断基础上,还要根据有无神志昏蒙诊断为中经络与中脏腑两大中风病病类。

中风病的急性期是指发病后两周以内,中脏腑类最长可至1个月;恢复期是发病两周或1个月至半年以内;后遗症期系发病半年以上者。

4.3.4 鉴别诊断

(1) 口僻

俗称吊线风,主要症状是口眼歪斜,多伴有耳后疼痛,因口眼歪斜有时伴流涎、言语不清。多由正气不足,风邪入中脉络,气血痹阻所致,不同年龄均可罹患。中风病口舌歪斜者多伴有肢体瘫痪或偏身麻木,病由气血逆乱,血随气逆,上扰脑窍而致脑髓神机受损,且以中老年人为多。

(2) 痫病

痫病与中风中脏腑均有猝然昏仆的见症。而痫病为发作性疾病,昏迷时四肢抽搐,口吐涎沫,双目上视,或作异常叫声,醒后一如常人,且肢体活动多正常,发病以青少年居多。

(3) 厥证

神昏常伴有四肢逆冷,一般移时苏醒,醒后无半身不遂、口舌歪斜、言语不利等症。

(4) 痉病

以四肢抽搐,项背强直,甚至角弓反张为主症。病发亦可伴神昏,但无半身不遂、口舌歪斜、言语不利等症状。

(5) 痿病

痿病以手足软弱无力、筋脉弛缓不收、肌肉萎缩为主症,起病缓慢,起病时无突然昏倒不省人事,口舌歪斜,言语不利。以双下肢或四肢为多见,或见有患肢肌肉萎缩,或见筋惕肉瞤。中风病亦有见肢体肌肉萎缩者,多见于后遗症期由半身不遂而废用所致。

4.3.5 辨证论治

4.3.5.1 辨证要点

了解病史及先兆中老年人,平素体质虚衰或素有形肥体丰,而常表现有眩晕、头痛,或一过性肢麻、口舌歪斜、言语謇涩。多有气候骤变,烦劳过度,情志相激,跌仆努力等诱因。若急性起病,以半身不遂、口舌歪斜、言语謇涩为首发症状者一般诊断不

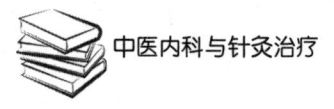

难。但若起病即见神志障碍者,则需深入了解病史和体检。

辨中经络与中脏腑。临床按脑髓神机受损的程度与有无神志昏蒙分为中经络与中脏腑两大类型。两者根本区别在于中经络一般无神志改变,表现为不经昏仆而突然发生口眼㖞斜、言语不利、半身不遂;中脏腑则出现突然昏仆,不省人事,半身不遂、口舌㖞斜、舌强言謇或不语、偏身麻木、神志恍惚或迷蒙为主症,并常遗留后遗症,中经络者,病位较浅,病情较轻;中脏腑者,病位较深,病情较重。

明辨病性。中风病性为本虚标实,急性期多以标实证候为主,根据临床表现注意辨别病性属火、风、痰、血的不同。平素性情急躁易怒,面红目赤,口干口苦,发病后甚或项背身热,躁扰不宁,大便秘结,小便黄赤,舌红苔黄则多属火热为患;若素有头痛、眩晕等症,突然出现半身不遂,甚或神昏、抽搐、肢体痉强拘急,属内风动越;素来形肥体丰,病后咯痰较多或神昏,喉中痰鸣,舌苔白腻,属痰浊壅盛为患;若素有头痛,痛势较剧,舌质紫暗,多属瘀血为患。恢复期及后遗症期,多表现为气阴不足,阳气虚衰。如肢体瘫痪,手足肿胀,口角流涎,气短自汗,多属气虚;若兼有畏寒肢冷,为阳气虚衰的表现;若兼有心烦少寐,口干咽干,手足心热,舌红少苔,多属阴虚内热。

辨闭证、脱证 闭者,邪气内闭清窍,症见神昏、牙关紧闭、口噤不开、肢体痉强,属实证,根据有无热象,又有阳闭、阴闭之分。阳闭为痰热闭阻清窍,症见面赤身热,气粗口臭,躁扰不宁,舌苔黄腻,脉象弦滑而数;阴闭为湿痰内闭清窍;症见面白唇暗,静卧不烦,四肢不温,痰涎壅盛,舌苔白腻,脉象沉滑或缓。阳闭和阴闭可相互转化,当依据临床表现、舌象、脉象的变化综合判断。脱证是五脏真阳散脱于外,症见昏愦无知,目合口开,四肢松懈瘫软,手撒肢冷汗多,二便自遗,鼻息低微,为中风危候。另外,临床上尚有内闭清窍未开而外脱虚像已露,即所谓"内闭外脱"者,此时往往是疾病安危演变的关键时机,应引起高度重视。

(5)辨病势顺逆。临床注意辨察病人之"神",尤其是神志和瞳孔的变化。中脏腑者,起病即现昏愦无知,多为实邪闭窍,病位深,病情重。如病人渐至神昏,瞳孔变化,甚至呕吐、头痛、项强者,说明正气渐衰,邪气日盛,病情加重。先中脏腑,如神志逐渐转清,半身不遂未再加重或有恢复者,病由重转轻,病势为顺,预后多好。若目不能视,或瞳孔大不等,或突见呃逆频频,或突然昏愦、四肢抽搐不已,或背腹骤然灼热而四肢发凉及至手足厥逆,或见戴阳及呕血症,均属病势逆转,难以挽救。

4.3.5.2 治疗原则

中风病急性期标实症状突出,急则治其标,治疗当以驱邪为主,常用平肝熄风、清化痰热、化痰通腑、活血通络、醒神开窍等治疗方法。闭、脱二证当分别治以驱邪开窍醒神和扶正固脱、救阴回阳。内闭外脱则醒神开窍与扶正固本可以兼用。在恢复期及后遗症期,多为虚实夹杂,邪实未清而正虚已现,治宜扶正祛邪,常用育阴熄风、益气活血等法。

4.3.6　转归预后

中风病的病死率与病残率均高,其转归预后与体质的强弱、正气的盛衰、邪气的浅深、病情的轻重及治疗的正确及时与否、调养是否得当等关系密切。

中经络无神志障碍,而以半身不遂为主,病情轻者,3~5 日即可稳定并进入恢复期,半月左右可望痊愈;病情重者,如调治得当,约于 2 周后进入恢复期,预后较好。在做好一般护理的基础上,要根据各证候的病机特点重视辨证施护。但有少数中经络重症,可在 3~7 天内恶化,不仅偏瘫加重,甚至出现神志不清而成中脏腑之证。中脏腑者神志一直昏迷,一般预后不佳。中脏腑之闭证,经抢救治疗而神志转清,预后较好。如由闭证转为脱证,是病情恶化之象,尤其在出现呃逆、抽搐、戴阳、呕血、便血、四肢厥逆等变证时,预后更为恶劣。卒中后遗症多属本虚标实,往往恢复较慢且难于完全恢复。若偏瘫肢体由松弛转为拘挛,伴舌强语謇,或时时抽搐,甚或神志失常,多属正气虚乏,邪气日盛,病势转重。若时有头痛、眩晕、肢体麻木,则有复中的危险,应注意预防。

4.3.7　预防与调摄

中风病的预防,在于慎起居、节饮食、远房帏、调情志。慎起居,是生活要有规律,注意劳逸适度,重视进行适宜的体育锻炼。节饮食是指避免过食肥甘厚味、烟酒及辛辣刺激食品。远房帏是指节制性生活。调情志是指经常保持心情舒畅,稳定情绪,避免七情伤害。

重视先兆症的观察,并积极进行治疗是预防中风病发生的关键。加强护理是提高临床治愈率、减少并发症、降低死亡率和病残率的重要环节。急性期病人宜卧床休息,尤其是中脏腑患者要密切观察病情,重点注意神志、瞳神、气息、脉象等情况,以了解闭、脱的转化。保持呼吸道通畅和肠道的通畅。防止肺部、口腔、皮肤、会阴等部位感染。语言不利者,宜加强语言训练,循序渐进。病情稳定后,可配合推拿及功能训练,并指导病人自我锻炼,促进患肢功能的恢复。

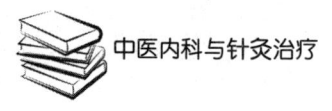

4.4 失眠

失眠是由于情志、饮食内伤,病后及年迈,禀赋不足,心虚胆怯等病因,引起心神失养或心神不安,从而导致经常不能获得正常睡眠为特征的一类病证。主要表现为睡眠时间、深度的不足以及不能消除疲劳、恢复体力与精力,轻者入睡困难,或寐而不酣,时寐时醒,或醒后不能再寐,重则彻夜不寐。

失眠是临床常见病证之一,虽不属于危重疾病,但常妨碍人们正常生活、工作、学习和健康,并能加重或诱发心悸、胸痹、眩晕、头痛、中风病等病证。顽固性的失眠,给病人带来长期的痛苦,甚至形成对安眠药物的依赖,而长期服用安眠药物又可引起医源性疾病。中医药通过调整人体脏腑气血阴阳的功能,常能明显改善睡眠状况,且不引起药物依赖及医源性疾患,因而颇受欢迎。

4.4.1 病因病机

情志所伤或由情志不遂,肝气郁结,肝郁化火,邪火扰动心神,心神不安而不寐。或由五志过极,心火内炽,心神扰动而不寐。或由思虑太过,损伤心脾,心血暗耗,神不守舍,脾虚生化乏源,营血亏虚,不能奉养心神,即《类证治裁·不寐》曰:"思虑伤脾,脾血亏损,经年不寐。"

饮食不节脾胃受损,宿食停滞,壅遏于中,胃气失和,阳气浮越于外而卧寐不安,如《张氏医通·不得卧》云:"脉滑数有力不得卧者,中有宿滞痰火,此为胃不和则卧不安也。"或由过食肥甘厚味,酿生痰热,扰动心神而不眠。或由饮食不节,脾胃受伤,脾失健运,气血生化不足,心血不足,心失所养而失眠。

病后、年迈久病血虚,产后失血,年迈血少等,引起心血不足,心失所养,心神不安而不寐。正如《景岳全书·不寐》所说:"无邪而不寐者,必营气之不足也,营主血,血虚则无以养心,心虚则神不守舍。"

禀赋不足,心虚胆怯素体阴盛,兼因房劳过度,肾阴耗伤,不能上奉于心,水火不济,心火独亢;或肝肾阴虚,肝阳偏亢,火盛神动,心肾失交而神志不宁。如《景岳全书·不寐》所说:"真阴精血不足,阴阳不交,而神有不安其室耳。"亦有因心虚胆怯,暴受惊恐,神魂不安,以致夜不能寐或寐而不酣,如《杂病源流犀烛·不寐多寐源流》所说:"有心胆惧怯,触事易惊,梦多不祥,虚烦不寐者。"

综上所述,失眠的病因虽多,但以情志、饮食或气血亏虚等内伤病因居多,由这些病因引起心、肝、胆、脾、胃、肾的气血失和,阴阳失调,其基本病机以心血虚、胆虚、脾虚、肾阴亏虚进而导致心失所养及由心火偏亢、肝郁、痰热、胃失和降进而导致心神不安两方面为主。其病位在心,但与肝、胆、脾、胃、肾关系密切。失眠虚证多由心脾两虚,心虚胆怯,阴虚火旺,引起心神失养所致。失眠实证则多由心火炽盛,肝郁化火,痰热内扰,引起心神不安所致。但失眠久病可表现为虚实兼夹,或为瘀血所致,故清代王清任用血府逐瘀汤治疗。

4.4.2 临床表现

失眠以睡眠时间不足,睡眠深度不够及不能消除疲劳、恢复体力与精力为主要证候特征。其中睡眠时间不足者可表现为入睡困难,夜寐易醒,醒后难以再睡,严重者甚至彻夜不寐。睡眠深度不够者常表现为夜间时醒时寐,寐则不酣,或夜寐梦多。由于睡眠时间及深度质量的不够,致使醒后不能消除疲劳,表现为头晕、头痛、神疲乏力、心悸、健忘,甚至心神不宁等。由于个体差异,对睡眠时间和质量的要求亦不相同,故临床判断失眠不仅要根据睡眠的时间和质量,更重要的是以能否消除疲劳、恢复体力与精力为依据。

4.4.3 诊断

轻者入睡困难或睡而易醒,醒后不寐,连续3周以上,重者彻夜难眠。

常伴有头痛头昏、心悸健忘、神疲乏力、心神不宁、多梦等。

经各系统及实验室检查,未发现有妨碍睡眠的其他器质性病变。

4.4.4 辨证论治

4.4.4.1 辨证要点

(1)辨脏腑

失眠的主要病位在心,由于心神失养或不安,神不守舍而失眠,但与肝、胆、脾、胃、肾的阴阳气血失调相关。如急躁易怒而失眠,多为肝火内扰;遇事易惊,多梦易醒,多为心胆气虚;面色少华,肢倦神疲而失眠,多为脾虚不运,心神失养;嗳腐吞酸,脘腹胀满而失眠,多为胃腑宿食,心神被扰;胸闷,头重目眩,多为痰热内扰心神;心烦心悸,头晕健忘而失眠,多为阴虚火旺,心肾不交,心神不安等。

(2)辨虚实

失眠虚证,多属阴血不足,心失所养,临床特点为体质瘦弱,面色无华,神疲懒言,心悸健忘,多因脾失运化,肝失藏血,肾失藏精所致。实证为火盛扰心,临床特点为心烦易怒,口苦咽干,便秘溲赤,多因心火亢盛或肝郁化火所致。

4.4.4.2 治疗原则

在补虚泻实,调整脏腑气血阴阳的基础上辅以安神定志是本病的基本治疗方法。实证宜泻其有余,如疏肝解郁,降火涤痰,消导和中。虚证宜补其不足,如益气养血,健脾、补肝、益肾。实证日久,气血耗伤,亦可转为虚证,虚实夹杂者,治宜攻补兼施。安神定志法的使用要结合临床,分别选用养血安神、镇惊安神、清心安神等具体治法,并注意配合精神治疗,以消除紧张焦虑,保持精神舒畅。

4.4.4.3 分证论治

(1)心火偏亢

症状:心烦不寐,躁扰不宁,怔忡,口干舌燥,小便短赤,口舌生疮,舌尖红,苔薄黄,脉细数。

治法:清心泻火,宁心安神。

方药:朱砂安神丸。方中朱砂性寒可胜热,重镇安神;黄连清心泻火除烦;生地、当归滋阴养血,养阴以配阳。可加黄芩、山栀、连翘,加强本方清心泻火之功。本方宜改丸为汤,朱砂用少量冲服。

若胸中懊憹,胸闷泛恶,加豆豉、竹茹,宜通胸中郁火;若便秘溲赤,加大黄、淡竹叶、琥珀,引火下行,以安心神。

(2)肝郁化火

症状:急躁昂怒,不寐多梦,甚至彻夜不眠,伴有头晕头胀,目赤耳鸣,口干而苦,便秘溲赤,舌红苔黄,脉弦而数。

治法:清肝泻火,镇心安神。

方药:龙胆泻肝汤。方用龙胆草、黄芩、栀子清肝泻火;木通、车前子利小便而清热;柴胡疏肝解郁;当归、生地养血滋阴柔肝;甘草和中。可加朱茯神、生龙骨、生牡蛎镇心安神。若胸闷胁胀,善太息者,加香附、郁金以疏肝解郁。

(3)痰热内扰

症状:不寐,胸闷心烦,泛恶,嗳气,伴有头重目眩,口苦,舌红苔黄腻,脉滑数。

治法:清化痰热,和中安神。

方药:黄连温胆汤。方中半夏、陈皮、竹茹化痰降逆;茯苓健脾化痰;枳实理气和胃降逆;黄连清心泻火。

若心悸动甚,惊惕不安,加珍珠母、朱砂以镇惊安神定志。若实热顽痰内扰,经久不寐,或彻夜不寐,大便秘结者,可用礞石滚痰丸降火泻热,逐痰安神。

(4)胃气失和

症状:不寐,脘腹胀满,胸闷嗳气,嗳腐吞酸,或见恶心呕吐,大便不爽,舌苔腻,脉滑。

治法:和胃化滞,宁心安神。

方药:保和丸。方中山楂、神曲助消化,消食滞;半夏、陈皮、茯苓降逆和胃;莱菔子消食导滞;连翘散食滞所致的郁热。可加远志、柏子仁、夜交藤以宁心安神。

(5)阴虚火旺

症状:心烦不寐,心悸不安,腰酸足软,伴头晕、耳鸣、健忘、遗精,口干津少,五心烦热,舌红少苔,脉细而数。

治法:滋阴降火,清心安神。

方药:六味地黄丸合黄连阿胶汤。六味地黄丸滋补肾阴;黄连、黄芩直折心火;芍药、阿胶、鸡子黄滋养阴血。两方共奏滋阴降火之效。若心烦心悸,梦遗失精,可加肉桂引火归元,与黄连共用即为交泰丸以交通心肾,则心神可安。

(6)心脾两虚

症状:多梦易醒,心悸健忘,神疲食少,头晕目眩,伴有四肢倦怠,面色少华,舌淡苔薄,脉细无力。

治法:补益心脾,养心安神。

方药:归脾汤。方用人参、白术、黄芪、甘草益气健脾;当归补血;远志、酸枣仁、茯神、龙眼肉补心益脾,安神定志;木香行气健脾,使全方补而不滞。若心血不足,加熟地、芍药、阿胶以养;心血;失眠较重,加五味子、柏子仁有助养心宁神,或加夜交藤、合欢皮、龙骨、牡蛎以镇静安神。若脘闷、纳呆、苔腻,加半夏、陈皮、茯苓、厚朴以健脾理气化痰。

若产后虚烦不寐,形体消瘦,面色㿠白,易疲劳,舌淡,脉细弱,或老人夜寐早醒而无虚烦之证,多属气血不足,治宜养血安神,亦可用归脾汤合酸枣仁汤。

(7)心胆气虚

症状:心烦不寐,多梦易醒,胆怯心悸,触事易惊,伴有气短自汗,倦怠乏力,舌淡,脉弦细。

治法:益气镇惊,安神定志。

方药:安神定志丸合酸枣仁汤。前方重于镇惊安神,后方偏于养血清热除烦,合用

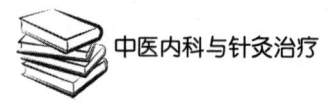

则益心胆之气;清心胆之虚热而定惊;安神宁心。方中人参益心胆之气;茯苓、茯神、远志化痰宁心;龙齿、石菖蒲镇惊开窍宁;神;酸枣仁养肝、安神、宁心;知母泻热除烦;川芎调血安神。若心悸甚,惊惕不安者,加生龙骨、生牡蛎、朱砂。

4.4.4.4 针灸治疗

基本治疗:

治法:交通阴阳,宁心安神。取阴、阳跷脉及手少阴经穴为主。

主穴:照海、申脉、神门、三阴交、安眠、四神聪。

配穴:肝火扰心配行间;痰热扰心配丰隆、劳宫;心脾两虚配心俞、脾俞;心肾不交配心俞、肾俞;心胆气虚配心俞、胆俞。

方义:跷脉主寤寐,司眼睑开阖,照海通阴跷脉,申脉通阳跷脉,可通过调节阴、阳跷脉以安神;神门为心之原穴,可宁心安神;三阴交为肝、脾、肾经的交会穴,可益气养血安神;安眠为治疗失眠的经验效穴;四神聪位于巅顶,入络于脑,可安神定志。

操作:泻申脉,补照海;背俞穴注意针刺的方向、角度和深度;余穴常规针刺。

4.4.5 转归预后

失眠一病除部分病程短,病情单纯者治疗收效较快外,大多属病程较长,病情复杂,治疗难以速效,而且病因不除或治疗失当,易使病情更加复杂。属心脾两虚证者,如饮食不当;或过用滋腻之品,易致脾虚加重,化源不足,气血更虚,又食滞内停,往往导致虚实错杂。本病的预后一般较好。

4.4.6 预防与调摄

养成良好的生活习惯,如按时睡觉,不经常熬夜,睡前不饮浓茶、咖啡和抽烟等,保持心情愉快及加强体质锻炼等对失眠的防治有重要作用。

本病因属心神病变,故尤应注意精神调摄,做到喜恶有节,解除忧思焦虑,保持精神舒畅;养成良好的生活习惯,并改善睡眠环境;劳逸结合等,对于提高治疗失眠的效果,改善体质及提高工作、学习效率,均有促进作用。

4.5 痴呆

痴呆,多由七情内伤,久病年老等病因,导致髓减脑消,神机失用而致,是以呆傻愚笨为主要临床表现的一种神志疾病。其轻者可见寡言少语,反应迟钝,善忘等症;重则表现为神情淡漠,终日不语,哭笑无常,分辨不清昼夜,外出不知归途,不欲食,不知饥,二便失禁等,生活不能自理。

4.5.1 病因病机

病因以内因为主,由于七情内伤,久病不复,年迈体虚等致气血不足,肾精亏虚,痰瘀阻痹,渐使脑髓空虚,脑髓失养。其基本病机为髓减脑消,神机失用。其病位在脑,与心肝脾肾功能失调密切相关。其证候特征以气血、肾精亏虚为本,以痰浊、瘀血之实邪为标,临床多见虚实夹杂之证。

(1) 脑髓空虚

脑为元神之府,神机之源,一身之主。由于年老肾衰,久病不复等,导致脑髓空虚,则神机失用,而使智能、思维活动减退,甚至失常。

(2) 气血不足

心为君主之官而主神明。多因年迈久病,耗伤气血,或脾胃虚衰,气血生化乏源,导致心之气血虚衰,神明失养而心神涣散,呆滞善忘。

(3) 肾精亏损

肾主骨生髓而通于脑,脑为髓海。年老、久病,致肾精亏损,脑髓失充,神机失控,阴阳失司而呆滞愚钝,动作笨拙。

(4) 痰瘀痹阻

七情所伤,肝郁气滞,气机不畅则血涩不行,气滞血瘀,蒙蔽清窍,或肝郁气滞,横逆犯脾,脾胃功能失调,不能转输运化水湿,酿生痰湿,痰蒙清窍;痰郁久化火,扰动心神,均可使神明失用。或瘀血内阻,脑脉不通,脑气不得与脏气相接,或日久生热化火,神明被扰,则性情烦乱,忽哭忽笑,变化无常。

总之,本病的发生,不外乎虚、痰、瘀,并且三者互为影响。虚指气血亏虚,脑脉失养;阴精亏空,髓减脑消。痰指痰浊中阻,蒙蔽清窍;痰火互结,上扰心神。瘀指瘀血阻痹,脑脉不通;瘀血阻滞,蒙蔽清窍。

4.5.2 临床表现

本病的临床表现纷繁多样,总以渐进加重的善忘前事、呆傻愚笨以及性情改变为其共有特征。

善忘往往是最早出现的症状,并渐进加重,初期可见患者对近事遗忘;平时经过的事情,似是而非,记忆不全,常不自觉地进行虚构而被认为"说谎"。进而发展为近事及远事记忆能力均减退,甚至不能记起自己的年龄、出生年份等。

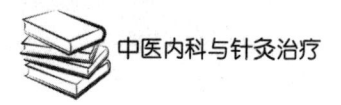

呆傻愚笨表现为对周围事物漠不关心;思维迟钝:注意力集中困难,渐至计算力明显下降;动作笨拙,时常发生错穿衣服、系错纽扣等现象,重者不能自理。

性情改变情绪变化无常,不能自控,不修边幅,自私多疑。或表现抑郁,闭门独处,寡言少语;或表现亢奋,忽哭忽笑,言辞颠倒。重者表现为攻击行为,妄想,幻听幻视等。

4.5.3 诊断

智能缺损,其严重程度足以妨碍工作学习和日常生活。轻度:工作学习和社交能力下降,尚保持独立生活能力;中度:除进食、穿衣及大小便可自理外,其余生活靠他人帮助;重度:个人生活完全不能自理。

记忆近事能力减弱,对新近发生的事件常有遗忘。

抽象概括能力明显减退;或判断力明显减退;或失语、失用、失认、计算、构图困难等。

性格改变,孤僻,表情淡漠,语言啰唆重复,自私狭隘,顽固固执,或无理由的欣快,易于激动或暴怒,道德伦理缺乏,不知羞耻等。

起病隐袭,发展缓慢,渐进加重,病程一般较长。但也有少数病例起病较急。

精神检查、颅脑 Cr、删检查等有助于诊断。

4.5.4 鉴别诊断

4.5.4.1 郁病

痴呆的神志异常需与郁病中的脏躁一证相鉴别。脏躁多发于青中年女性,多在精神因素的刺激下呈间歇性发作,不发作时可如常人,且无智能、人格方面的变化。而痴呆可见于任何年龄,尤多见于中老年人,男女发病无明显差别,且病程迁延,其心神失常症状不能自行缓解,并伴有明显的智力、记忆力、计算力及人格情感的变化。

4.5.4.2 癫病

癫病以沉默寡言、情感淡漠、语无伦次、静而多喜为特征,俗称"文痴",以成年人多见。而痴呆则属智能活动障碍,是以神情呆滞、愚笨迟钝为主要临床表现的神志疾病,多发于老年人。另一方面,痴呆的部分症状可自制,治疗后有不同程度的恢复。重症痴呆患者与癫病在精神症状上有许多相似之处,临床难以区分。精神检查、Cr、Mm检查等有助于鉴别。

4.5.4.3 健忘

健忘是指记忆力差,遇事善忘的一种病症。而痴呆则以神情呆滞,反应迟钝,动作笨拙为主要表现,其不知前事或问事不知等表现,与健忘之"善忘前事"有根本区别。痴呆根本不知前事,而健忘则晓其事而易忘,且健忘不伴有神志障碍。健忘可以是痴呆的早期临床表现,这时可不予鉴别。由于外伤、药物所致健忘,一般经治疗后可以恢复。精神检查、CT、Mm 检查有助于两者的鉴别。

4.6 痫病

痫病是由先天或后天因素,使脏腑受伤,神机受损,元神失控所导致的,以突然意识丧失,发则仆倒,不省人事,两目上视,口吐涎沫,四肢抽搐,或口中怪叫,移时苏醒,醒后一如常人为主要临床表现的一种发作性疾病。又称为"痫证""癫痫""羊痫风"等。自新生儿至老年均可发病。

4.6.1 病因病机

本病的病因可分为先天因素和后天因素。先天因素有两个方面,一是胎气受损,当在母腹时,母亲或受惊而精却,或过分劳累而体虚导致小儿禀赋不足。二是父母禀赋虚弱或父母本患癫痫导致小精气不足。后天因素主要有三方面:一是七情失调;二是由于外感六淫,往往病邪虽去而痫证独留,长久不愈;三是跌仆损伤,瘀血内留成痫。其主要病机分述如下:

胎儿在母腹期间,母亲受惊吓,惊则气乱,胎气便随之而逆乱,致小儿脏气不能平衡协调,脾肾虚而生痰,肝气旺而生风。若母亲怀孕受恐,恐则精却而肾亏,母体肾亏则小儿出生后易患痫证。若父母患痫证则因其脏气不平,影响小儿先天禀赋而易患痫证。

饮食失调,脾气素虚则痰浊内聚,适逢七情失调,尤以骤然大惊、大恐、大怒为甚。惊则气乱,肝失条达而横逆,或痰随气升,上冲于元神之府或蒙蔽心窍均可使神明丧失。恐则气下,精血不能随气上承,心神及元神之府失养而导致神明不用,神机失灵,水不涵木则导致肝风内动。大怒伤肝,怒则气上,肝气不舒,五志过极化火,若兼脾虚生痰,则痰火互结,火扰心,痰闭窍,痰火随气上冲于脑而抽搐神昏。

外感六淫之邪干扰脏腑之气的平衡,轻者邪退而脏气渐平,重者素来脏腑之气偏颇者,则邪虽退而气机不能和顺。肝失条达,脾失健运,痰浊遂生,肝郁则化火、生风,风火痰相结侵犯心脑而成本病。

跌仆、产伤伤及脑部,最易形成瘀血,气血不畅则神明遂失;血瘀不行,筋脉失养,则致血虚生风而抽搐。

综上所述,先天遗传与后天所伤为两大致病因素,多由痰、火、瘀为内风触动,致气血逆乱,蒙蔽清窍而发病。以心脑神机受损为本,脏腑功能失调为标,其脏气不平,阴阳偏胜,心脑所主之神明失用,神机失灵,元神失控是病机的关键所在。其病位在心脑,与肝脾肾关系密切。

4.6.2 临床表现

神机受累引起元神失控,意识丧失,以突然仆倒,昏不知人,两目上视,口吐涎沫,四肢抽搐,项背强直,甚则二便失禁,或发则怪叫,移时苏醒,除疲乏无力外,一如常人。

4.6.3 诊断

起病多骤急,发作前常有眩晕、胸闷、叹息等先兆症状。

突然仆倒,不省人事,两目上视,口吐涎沫,四肢抽搐,或口中怪叫,移时苏醒,除疲乏无力外,一如常人。

多有先天因素或家族史。尤其病发于幼年者与此关系密切。

每因惊恐、劳累、情志过极、饮食不节或不洁,或头部外伤,或劳欲过度等诱发。

脑电图检查有阳性表现,必要时做颅脑 Cr、Mm 检查有助于诊断。

4.6.4 鉴别诊断

(1) 中风病

痫病应与中风病相鉴别,两者均有突然仆倒、昏不知人的主症,但本病为反复发作性疾病,发作持续的时间较短,突然仆倒不省人事,同时伴口吐涎沫,两目上视,口中作怪叫等症,不发作时可一如常人;而中风病多发于中老年人,发病急骤,突然仆倒不省人事,多有半身不遂、口舌歪斜等后遗症。

(2) 厥证

厥证发病急骤,除见突然仆倒、昏不知人的主症外,还有面色苍白、四肢厥冷,而无口吐涎沫、两目上视、四肢抽搐和口中怪叫之见症,一般神昏时间较短,临床上不难区别。

4.6.5 辨证论治

4.6.5.1 辨证要点

(1) 辨病情轻重

判断本病之轻重决定于两个方面:一是病发持续时间之长短,一般持续时间长则病重,短则病轻;二是发作间隔时间之久暂,即间隔时间久则病轻,短暂则病重。

(2) 辨证候虚实

痫病之风痰闭阻、痰火扰神属实,而心脾两虚、肝肾阴虚属虚。发作期多实或实中挟虚,休止期多虚或虚中挟实。阳痫发作多实,阴痫发作多虚。

4.6.5.2 治疗原则

病发即急,以开窍醒神豁痰治其标;平时病缓则去邪补虚以治其本,是谓本病之大法。临证时前者多以豁痰熄风、开窍定痫法,后者宜健脾化痰,补益肝肾、养心安神法治之。而调养精神、注意饮食、劳逸适度实属重要。

4.6.6 转归预后

痫病的转归与预后取决于患者的体质强弱、正气盛衰与感邪轻重。本病症有反复发作的特点,病程一般较长,少则一二年,多数患者终生难愈。体质强、正气尚足的患者,如治疗恰当,痫发后再予以调理,可控制发作,但难以根治;体质较弱,正气不足,痰浊沉痼,或痰瘀互结者,往往迁延日久,缠绵难愈,预后较差。若反复频繁发作,少数年幼患者智力发育受到影响,出现智力减退,甚至成为痴呆。或因发作期痰涎壅盛、痰阻气道,易造成痰阻窒息等危证,必须及时进行抢救。

痫病初发或病程在半年以内者,尤应重视休止期的治疗和精神、饮食的调理。如能防止痫病的频繁发作,一般预后较好;如调治不当或经常遇到情志不遂、饮食不节等诱因的触动,可致频繁发作,病情由轻转重。

4.6.7 预防与调摄

做好优生优育是减少本病发生的重要环节;控制诱因是防止发作的重要措施,生活调摄当避免劳欲过度,尤其保持心情舒畅,饮食适宜,不但是预防的需要,而且也是治疗和防止复发不可缺少的环节。另外,本病患者不宜从事高空、驾驶及水上等工作,生活中也应注意安全,以防意外。

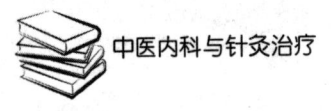

4.7 癫病

癫病是由于情志所伤,或先天遗传,导致痰气郁结,蒙蔽心窍,或阴阳失调,精神失常,临床表现以精神抑郁、表情淡漠、沉默痴呆、喃喃自语、出言无序、静而多喜少动为特征的一种常见多发的精神病。

4.7.1 病因病机

(1)情志所伤

心藏神,主神志,肝藏魂,主疏泄。若恼怒郁愤,则心气不平,肝失疏泄,气机失调,扰动心神而成;或肝郁不解,木气太过,克伐脾土,水渎失职,痰湿内生,或肝郁化火,则痰火逆乱,心神被扰而成;若暴怒不止,则气机痹阻。血行滞涩,日久为瘀,或瘀痰互结,瘀阻升降之机,终由阴阳失司而成。

(2)痰气郁结

思虑太过,所愿不遂,心脾受伤,思则气结,心气受抑,脾气不发,则痰气郁结,上扰清窍,以致蒙蔽心神,神志逆乱而成。或思虑太过,心血内耗,脾失化源,心脾两虚,血不荣心,或药物所伤,中州受损,中阳虚衰,神明失养而成。

(3)先天遗传

即胎儿在母腹中有所大惊,胎气被扰,升降失司,阴阳失平,致使先天不足,脑神虚损,生后一有所触,则气机逆乱,神机错乱引发本病。

总之:本病多由七情内伤,致使气滞、痰结、血瘀或先天遗传致虚与脑神异常所致,以脏气不平,阴阳失调,神机逆乱为病机关键。其病位在心脑,与肝脾肾关系密切。因心为五脏六腑之大主,主神明,统领魂魄意志,忧动于心则肺应,思动于心则脾应,怒动于心则肝应,恐动于心则肾应;脑为元神之府,神机之源。

4.7.2 临床表现

癫病以精神失常为其各证候的共有特征。以精神抑郁、表情淡漠、沉默痴呆、语无伦次、静而少动、喃喃自喜、不知秽洁、不知羞耻为特征。发病一般较慢,部分患者可有晨重晚轻的节律变化。常伴有失眠、食欲缺乏、便秘等症状。

4.7.3 诊断

患者平素性格内向,大多数近期有情志内伤史。

以精神抑郁,表情淡漠,沉默痴呆,出言无序,或喃喃自语,静而少动,多喜为其主要临床表现。

家族中有罹患本病或类似疾病的病史。

病情的轻重与反复常与情志有关。

多发于青壮年女性。近年临床资料表明,少年病例有增多之势。

必须排除因器质性疾病以及药物原因导致的精神失常。

4.7.4 鉴别诊断

郁病,郁病的心神惑乱型表现为精神恍惚,心神不宁,悲忧善哭为特征,与癫病表现相似,但郁病心神惑乱型常因精神刺激而诱发,表现多种多样,但同一患者每次发作多为同样几种症状的重复,不发作时一如常人。

痴呆癫病与痴呆症状表现亦有相似之处,但痴呆以智能低下为突出表现,以神情呆滞、愚笨迟钝为主要证候特征,其部分症状可自制,其基本病机是髓减脑消,神机失用,或痰浊瘀血,阻痹脑脉。

4.7.5 辨证论治

4.7.5.1 辨证要点

辩明新久虚实。本病早期或初病多以精神兴奋、烦躁为主要表现,多为实证;病久则多见精神抑郁、悲愁为主要表现,多属虚证。

确定病性精神抑郁,哭笑无常,多喜太息,胸胁胀闷,此属气滞;神情呆滞,沉默痴呆,胸闷痞满,此属痰阻;情感淡漠,昏昏愦愦,气短无力,此属气虚;沉默少动,善悲欲哭,肢体困乏,此属脾虚;神思恍惚,多疑善忘,心悸易惊,此属血虚。

4.7.5.2 治疗原则

本病以理气解郁,畅达神机为其治疗原则。此外,移情易性不但是防病治病的需要,也是防止反复与发生意外不可忽视的措施。

4.7.5.3 分证论治

(1)肝郁气滞

症状:精神抑郁,情绪不宁,沉默不语,善怒易哭,时时太息,胸胁胀闷,舌质淡,舌苔薄白,脉弦。

治法:疏肝解郁,行气导滞。

方药:柴胡疏肝散加味。方中以柴胡、枳壳、香附疏肝理气解郁;川芎开肝经血郁;

白芍、甘草柔肝缓急。加石菖蒲、远志、郁金宜开心窍。本证多见于癫痫初期,重点在于疏肝理气解郁。若肝失疏泄,气滞而致血瘀,出现胁下胀痛明显,舌有瘀点、瘀斑,可加川楝子、姜黄、丹参行气活血止痛;若兼有肝木太旺,克伐脾土,出现纳差食少,腹胀等症状时,当加用党参、白术、山药、茯苓等以健脾益气;若肝气犯胃,出现嗳气频作,胸脘满闷者,加旋覆花、代赭石、苏梗以平肝和胃降逆。

(2)痰气郁结

症状:精神抑郁,表情淡漠,沉默痴呆,出言无序,或喃喃自语,喜怒无常,秽洁不分,不思饮食。舌红苔腻而白,脉弦滑。

治法:理气解郁,化痰醒神。

方药:加味导痰汤。方用二陈汤理气调中,燥湿祛痰;加枳壳、南星、生姜即导痰汤祛风涤痰;黄芩、黄连、竹沥清心热,泻心火;瓜蒌、桔梗顺气化痰;人参、大枣和中健脾:以防攻伐太过;乌梅收敛生津,以防疏泄太过。可加入郁金、石菖蒲、苍术以加强理气解郁醒神。

若痰浊壅盛,胸膈瞀闷,口多痰涎,脉滑大有力,形体壮实者,可暂用三圣散取吐,劫夺痰涎。因药性猛悍,自当慎用。若吐后形神俱乏,宜以饮食调养。

若神思迷惘,表情呆钝,言语错乱,目瞪不瞬,舌苔白腻,为痰迷心窍,治宜理气豁痰,宜窍散结。先以苏合香丸,芳香开窍,继以四七汤加胆南星、郁金、石菖蒲之类,以行气化痰。

若不寐易惊,烦躁不安,舌红苔黄,脉滑数者,此痰郁化热,痰热交蒸,干扰心神所致,宜清化痰热,可用温胆汤加黄连合白金丸,取黄连清心火,白金丸手少阴药,白矾酸咸能软顽痰,郁金苦辛,能去恶血,痰血去则心窍开而病已。

若神昏意乱,动手毁物,为火盛欲狂之征,当从狂论治。

(3)心脾两虚

症状:神思恍惚,魂梦颠倒,心悸易惊,善悲欲哭,肢体困乏,饮食锐减,舌淡苔腻,脉沉细无力。

治法:健脾养心,调畅气机。

方药:养心汤送服越鞠丸。养心汤健脾养心安神,即以人参、黄芪、甘草补脾;川芎、当归养心血;茯苓、远志、柏子仁、酸枣仁、五味子宁心神;更有肉桂引诸药入心经,以奏养心安神之功。越鞠丸以香附、川芎、苍术、栀子、神曲,解诸郁结,调节气机,使气畅血通,郁解神复,取其"气血流通即是补"之义。

(4)气阴两虚

症状:久治不愈,神志恍惚,多言善惊,心烦易怒,躁扰不寐,面红形瘦,口干舌燥,舌红少苔或无苔,脉沉细而数。

治法:益气养阴。

方药:四君子汤送服大补阴丸。以四君子补中健脾益气;久病及肾,耗伤肾阴,阴虚火旺,故用大补阴丸以盐黄柏、盐知母、酒蒸熟地、龟板、猪脊髓和蜜为丸,盐汤送下,滋阴以降火,所谓壮水之主以制阳光。加猪脊髓,取其能通肾命,阳生阴长,肾命相通,共奏滋阴降火,使之阴阳得其平,神机自复而向愈。

除上述治疗外,单味药如桑寄生、洋金花、马钱子、黄芫花、大戟、水牛角、地龙治疗精神病进行临床观察,亦取得一定疗效,也有用针灸的疗法均有一定效果。但对单味剧毒药如洋金花、马钱子等应慎用为宜。

此外,移情易性等精神疗法也不失为治疗癫病的有效方法。如防止环境的恶性刺激,这对保持患者智力、活跃情绪、增加社会接触和消除被隔离感有益。

4.7.5.4 针灸治疗

治法:理气化痰,调神开窍。取督脉、手足厥阴、手少阴经穴为主。

主穴:百会、印堂、内关、神门、太冲、丰隆。

配穴:肝郁气滞配膻中、期门;痰气郁结配中脘、膻中;心脾两虚配心俞、脾俞。

方义:脑为元神之府,督脉入络脑,故百会配印堂可调神解郁;内关为心包经之络穴,可宽胸理气、宁心安神;神门为心之原穴,可调养心神、醒神开窍;肝之原穴太冲,可疏肝理气;胃经之络穴丰隆健脾化痰。诸穴合用,共奏理气化痰、调神开窍之功。

操作:毫针常规刺。

4.7.6 转归预后

本病多由早期的肝郁气滞、痰气郁结的实证,失治误治,或精神调摄不当,而转为心脾两虚或气阴两虚的虚证。

本病早期诊断正确,药物治疗及精神调摄得当,可望痊愈,但若屡遇七情内伤,则易反复。若失治、治之不当,不但转成慢性,且可加重转为狂病,预后亦差。

4.7.7 预防与调摄

本病属神志失常的疾病,故尤其是对有家族史又性格内向之人,要加强思想修养,正确对待各种事物,保持心情开朗,是预防本病的重要措施。

本病除药物治疗外,调摄护理也很重要。如情志、起居、食饮、劳逸等的调摄;护理工作也要加强,防止意外。病人不宜从事高空作业及驾驶、操纵机械等危险性大的工作。平素亦要防止恶言、讥讽扰乱情志,要给予关心照顾。

4.8 狂病

狂病多因五志过极,或先天遗传所致,以痰火瘀血,闭塞心窍,神机错乱为基本病机,临床以精神亢奋,狂躁不安,骂詈毁物,动而多怒,甚至持刀杀人为特征的一种常见多发的精神病。

4.8.1 病因病机

(1)情志内伤

情志过激,尤其是勃然大怒,引动肝胆木火上升,冲心犯脑,神明失其主宰。或突遭惊恐,触动心火,上扰清灵,神明无由自主,神志逆乱,躁扰不宁而发为本病。或肝火内盛,灼血为瘀,瘀血痹阻神明之主(心)、元神之府(脑),则神机失用,而发为本病。

(2)饮食不节

过食肥甘、膏粱厚味之晶,酿成痰浊,复因心火暴张,痰随火升,蒙蔽心窍,神明无主;或贪杯好饮,里湿素盛,郁而化热,充斥胃肠,腑热上冲,扰动元神而发病。

(3)先天遗传

母腹中受惊而致虚,则神机紊乱;或禀赋不足和家族遗传,出生后突受刺激则阴阳失调,神志逆乱而引发本病。

总之,七情内伤、饮食不节和先天遗传是本病主要致病因素,而痰火瘀血闭塞心脑,阴阳失调,形神失控是其病机所在。其病位在心脑,与肝胆脾有密切关系。其病性初起多以实证为主,如痰火扰心;继则火热灼血为瘀,炼液为痰而多见痰结血瘀、瘀血阻窍;日久而多本虚标实,如火盛伤阴耗气,心肾不交等。

4.8.2 临床表现

狂病以动而多怒、兴奋性精神失常为证候特征。常以喧扰不宁,躁妄骂詈,不避亲疏,逾垣上屋,登高而歌,弃衣而走,甚至持刀杀人等凶狂之象为主。

4.8.3 诊断

患者多有明显的七情内伤史。

本病以精神错乱,哭笑无常,动而多怒,喧扰不宁,躁妄骂詈,不避亲疏,逾垣上屋,登高而歌,弃衣而走,甚至持刀杀人为其临床症候特征。

多有家族史。

不同年龄、不同性别均可发病,但以青壮年女性为多。

4.8.4 鉴别诊断

癫病:该病以静而多喜为主,表现为精神抑郁,表情淡漠,沉默痴呆,语无伦次,或喃喃自语为特征,以资鉴别。

蓄血:发狂蓄血发狂为瘀热交阻所致,多见于伤寒热病,具有少腹硬满、小便自利、大便黑亮如漆等特征,不同于狂病之因人事怫意,突然喜怒无常、狂乱奔走为主症。

4.8.5 辨证论治

4.8.5.1 辨证要点

辨别新久虚实。狂证初起多以狂暴无知、情绪高涨为主要表现,临床多属心肝火炽、痰火或腑实内扰证,病性以实为主;治不得法或迁延日久,邪热伤阴,瘀血阻络,可致心神昏乱日重,而见水火失济,阴虚火旺证,或瘀血阻窍兼气阴两虚等证,病性以虚或虚中夹实为主。

4.8.5.2 治疗原则

狂病以降(泄)火、豁痰、活血、开窍以治标,调整阴阳,恢复神机以治本,为其基本原则,同时,加强护理,防止意外也是不可忽视的原则。

4.8.5.3 分证论治

(1)痰火扰神

症状:素有性急易怒,头痛失眠,两目怒视,面红目赤,烦躁,遇较大精神刺激,突然狂乱无知,骂詈号叫,不避亲疏,逾垣上屋,或毁物伤人,气力逾常,不食不眠,小便黄,大便干,舌质红绛,苔多黄燥而垢,脉弦大或滑数。

治法:清泄肝火,涤痰醒神。

方药:程氏生铁落饮。方以生铁落平肝重镇,降逆泻火;钩藤除心热平肝风而泻火;胆南星、贝母、橘红、茯苓涤痰化浊;石菖蒲、远志、茯神、朱砂宜窍宁心复神;天冬、麦冬、玄参、连翘养阴清热解毒;丹参活血化瘀。若大便秘结者,加大黄、枳实泄热通腑。

若痰火壅盛而舌苔黄腻垢者,用礞石滚痰丸逐痰泻火,再用安宫牛黄丸(水牛角3

倍量易犀角)清心开窍。若神较清,可用温胆汤合朱砂安神丸主之,清热化痰,养阴清热,镇心安神。

(2)痰结血瘀

症状:狂病经久不愈,面色暗滞而秽,躁扰不安,多言,恼怒不休,甚至登高而歌,弃衣而走,妄见妄闻,妄思离奇,头痛,心悸而烦,舌质紫暗有瘀斑,少苔或薄黄苔干,脉眩或细涩。

治法:豁痰化瘀开窍。

方药:癫狂梦醒汤。方以桃仁、赤芍活血化瘀;柴胡、香附、青皮疏肝理气,气行则血行;陈皮、半夏燥湿化痰;苏子、桑白皮、大腹皮降气化痰宽中;木通降心火,清肺热,通利九窍血脉关节;甘草调和诸药。诸药相合共奏豁痰化瘀利窍之功。若痰涎、瘀血较盛者,可加服白金丸,以白矾消痰涎,郁金行气解郁,凉血破瘀;若头痛明显者,加川芎、延胡索活血化瘀,通络止痛。

(3)瘀血阻窍

症状:狂病日久,少寐易惊,疑虑丛生,妄见妄闻,言语支离,面色晦暗,舌青紫,或有瘀斑,苔薄滑,脉小弦或细涩。

治法:活血化瘀,通络开窍。

方药:通窍活血汤加味。方中以川芎、赤芍、桃仁、红花活血化瘀;麝香(0.3g,研末,另包吞服)其性走窜,开窍辟秽,通络散瘀;大枣、鲜姜、老葱散达升腾,使行血之品能上达于巅顶,外彻于皮肤。可加琥珀粉、大黄活血化瘀通络;石菖蒲、郁金开通机窍;柴胡、郁金、香附疏肝解郁。若尚有痰涎夹杂者,则须化瘀与涤痰并进,方中可加入胆南星、天竺黄、川贝母等;善惊,不眠多梦者,加酸枣仁、夜交藤养心安神。

(4)火盛伤阴

症状:狂病日久,其势较戢,呼之能自止,但有疲惫之象,多言善惊,时而烦躁,形瘦面红而秽,大便干结,舌红少苔或无苔,脉细数。

治法:滋阴降火,安神定志。

方药:二阴煎。方中以生地、麦冬、玄参养阴清热;黄连、木通、竹叶清心泻火安神;茯神、酸枣仁、甘草养心安神定志。亦可合《千金》定志丸以资调理,方中党参、甘草益气健脾;茯神、远志、石菖蒲养心安神开窍。

(5)心肾失调

症状:狂病久延,时作时止,势已较轻,妄言妄为,呼之已能自制,寝不安寐,烦惋焦躁,口干便难,舌尖红无苔有剥裂,脉细数。

治法:育阴潜阳,交通心肾。

方药:黄连阿胶汤合琥珀养心丹。

方中黄连、牛黄、黄芩清心泻火;生地、阿胶、当归、白芍、鸡子黄滋阴养血,两组药共呈清心火,滋肾水,以交通心肾;人参、茯神、酸枣仁、柏子仁、远志益气养心安神;生龙齿、琥珀、朱砂镇心安神;石菖蒲开窍豁痰,理气活血。

4.8.5.4　针灸治疗

治法:涤痰泻火,清心开窍。取督脉、手厥阴、手少阴经穴为主。

主穴:水沟、神门、劳宫、内关、丰隆。

配穴:痰火扰神配中脘;痰热瘀结配中脘、膈俞;火盛伤阴配行间、太溪。

方义:水沟属督脉,督脉为阳脉之海,又与脑相通,可醒神开窍、安神定志;神门为心之原穴,能清心宁神;劳宫清心包而泻心火,安神定志;内关为心包经络穴,可醒神开窍、宁心定志;丰隆化痰通络、醒脑开窍。

操作:毫针常规刺。急性发作期每次留针30分钟到2小时,以症状消失或减缓为度,并可配合刺血治疗。

4.8.6　转归预后

狂病宜及早诊断,合理用药,加强护理,可以治愈。但易反复,尤其治之不当,或久治不愈,可由兴奋转静,多喜少动而成癫病,病癫后遇强烈、持久的精神刺激触动还可转狂,至此多预后不良。

4.8.7　预防与调摄

狂病预防、调摄的关键在调情志,加强妇幼保健工作,以及积极治疗情志为患之疾。护理着重在于配合治疗,防止意外,早日康复。

5 脾胃肠病证

脾胃同居中焦,互为表里,既密不可分,又功能各异。胃主受纳和腐热水谷,脾主运化而输布营养精微;脾主升清,胃主降浊,一纳一化,一升一降,共同完成水谷的消化、吸收、输布及生化气血之功能。大小肠为腑,以通降为顺。小肠司受盛、化物和泌别清浊之职,大肠则有传导之能,二者又皆隶属于脾的运化升清和胃的降浊。实则阳明,虚则太阴。胃病多实,常有寒客热积,饮食停滞之患;脾病多虚,易现气虚、阳虚之疾。胃为阳土,喜润恶燥,因此胃病多热,多燥(津伤);脾为阴土,喜燥恶湿,故脾病多寒,多湿。小肠之疾多表现为脾胃病变,大肠之病则为传导功能失常。若因饮食所伤,情志不遂,寒温不适,渚虫感染,药物损伤,痰饮、瘀血内停,劳逸失度,素禀脾胃虚弱和肝、胆、肾诸病干及,可致脾胃纳运失司,升降失调,大肠传导功能失常而罹患脾胃虚弱,脾阳虚衰,胃阴不足,寒邪客胃,脾胃湿热,胃肠积热,食滞胃肠,湿邪困脾,肝气犯胃,瘀血内停等诸多脾胃肠证候。

5.1 胃痛

胃痛是由于胃气阻滞,胃络瘀阻,胃失所养,不通则痛导致的以上腹胃脘部发生疼痛为主症的一种脾胃肠病证。胃痛,又称胃脘痛。

5.1.1 病因病机

胃痛的病因主要为外感寒邪,饮食所伤,情志不遂,脾胃虚弱等。

5.1.1.1 寒邪

客胃寒属阴邪,其性凝滞收引。胃脘上部以口与外界相通,气候寒冷,寒邪由口吸入,或脘腹受凉,寒邪直中,内客于胃,或服药苦寒太过,或寒食伤中,致使寒凝气滞,胃气失和,胃气阻滞,不通则痛。正如《素问·举痛论篇》所说:"寒气客于肠胃之间,膜原之下,血不得散,小络急引,故痛。"

5.1.1.2 饮食伤胃

胃主受纳腐熟水谷,其气以和降为顺,故胃痛的发生与饮食不节关系最为密切。若饮食不节,暴饮暴食,损伤脾胃,饮食停滞,致使胃气失和,胃中气机阻滞,不通则痛;或五味过极,辛辣无度,或恣食肥甘厚味,或饮酒如浆,则伤脾碍胃,蕴湿生热,阻滞气机,以致胃气阻滞,不通则痛,皆可导致胃痛。故《素问·痹论篇》曰:"饮食自倍,肠胃乃伤。"《医学正传·胃脘痛》曰:"初致病之由,多因纵恣口腹,喜好辛酸,恣饮热酒煎爆,复餐寒凉生冷,朝伤暮损,日积月深……故胃脘疼痛。"

5.1.1.3 肝气犯胃

脾胃的受纳运化,中焦气机的升降,有赖于肝之疏泄,《素问·宝命全形论篇》所说的"土得木而达"即是这个意思。所以病理上就会出现木旺克土,或土虚木乘之变。忧思恼怒,情志不遂,肝失疏泄,肝郁气滞,横逆犯胃,以致胃气失和,胃气阻滞,即可发为胃痛。所以《杂病源流犀烛·胃病源流》谓:"胃痛,邪干胃脘病也……唯肝气相乘为尤甚,以木性暴,且正克也。"肝郁日久,又可化火生热,邪热犯胃,导致肝胃郁热而痛。

若肝失疏泄,气机不畅,血行瘀滞,又可形成血瘀,兼见瘀血胃痛。胆与肝相表里,皆属木。胆之通降,有助于脾之运化及胃之和降。《灵枢·四时气》曰:"邪在胆,逆在胃。"若胆病失于疏泄,胆腑通降失常,胆气不降,逆行犯胃,致胃气失和,肝胆胃气机阻滞,也可发生胃痛。

5.1.1.4 脾胃虚弱

脾与胃相表里,同居中焦,共奏受纳运化水谷之功。脾气主升,胃气主降,胃之受纳腐熟,赖脾之运化升清,所以胃病常累及于脾,脾病常累及于胃。若素体不足,或劳倦过度,或饮食所伤,或过服寒凉药物,或久病脾胃受损,均可引起脾胃虚弱,中焦虚寒,致使胃失温养,发生胃痛。若是热病伤阴,或胃热火郁,灼伤胃阴,或久服香燥理气之品,耗伤胃阴,胃失濡养,也可引起胃痛。肾为先天之本,阴阳之根,脾胃之阳,全赖肾阳之温煦;脾胃之阴,全赖肾阴之滋养。若肾阳不足,火不暖土,可致脾阳虚,而成脾肾阳虚,胃失温养之胃痛;若肾阴亏虚,肾水不能上济胃阴,可致胃阴虚,而成胃肾阴虚。胃失濡养之胃痛。

此外,若气滞日久,血行瘀滞,或久痛入络,胃络受阻,或胃出血后,离经之血未除,以致瘀血内停,胃络阻滞不通,均可引起瘀血胃痛。《临证指南医案·胃脘痛》早已有关于这种病机的论述:"胃痛久而屡发,必有凝痰聚瘀。"若脾阳不足,失于健运,湿邪内生,聚湿成痰成饮,蓄留胃脘,又可致痰饮胃痛。

本病病因,初则多由外邪、饮食、情志不遂所致,病因多单一,病机也单纯,常见寒邪客胃、饮食停滞、肝气犯胃、肝胃郁热、脾胃湿热等证候,表现为实证;久则常见由实转虚,如寒邪日久损伤脾阳,热邪日久耗伤胃阴,多见脾胃虚寒、胃阴不足等证候,则属虚证。因实致虚,或因虚致实,皆可形成虚实并见证,如胃热兼有阴虚,脾胃阳虚兼见内寒,以及兼夹瘀、食、气滞、痰饮等。本病的病位在胃,与肝脾关系密切,也与胆肾有关。基本病机为胃气阻滞,胃络瘀阻,胃失所养,不通则痛。

5.1.2 临床表现

胃痛的部位在上腹部胃脘处,俗称心窝部。其疼痛的性质表现为胀痛、隐痛、刺痛、灼痛、闷痛、绞痛等,常因病因病机的不同而异,其中尤以胀痛、隐痛、刺痛常见。可有压痛,按之其痛或增或减,但无反跳痛。其痛有呈持续性者,也有时作时止者。其痛常因寒暖失宜,饮食失节,情志不舒,劳累等诱因而发作或加重。本病证常伴有食欲不振,恶心呕吐,吞酸嘈杂等症状。

5.1.3 诊断

上腹胃脘部疼痛及压痛。

常伴有食欲不振,胃脘痞闷胀满,恶心呕吐,吞酸嘈杂等胃气失和的症状。

发病常由饮食不节,情志不遂,劳累,受寒等诱因引起。

上消化道 X 线钡餐透视、纤维胃镜及病理组织学等检查,查见胃、十二指肠黏膜炎症、溃疡等病变,有助于诊断。

5.1.4 鉴别诊断

5.1.4.1 痞满

胃痛与痞满的病位皆在胃脘部,且胃痛常兼胀满,痞满时有隐痛,应加以鉴别。胃痛以疼痛为主,痞满以痞塞满闷为主;胃痛者胃脘部可有压痛,痞满者则无压痛。

5.1.4.2 心痛

胃处腹中之上部,心居胸中之下部,正如《医学正传·胃脘痛》谓:"胃之上口,名曰贲门,贲门与心相连。"《证治准绳·心痛胃脘痛》所说:"然胃脘逼近于心,移其邪上攻于心,为心痛者亦多。"心与胃的位置很近,胃痛可影响及心,表现为连胸疼痛,心痛亦常涉及心下,出现胃痛的表现,故应高度警惕,防止胃痛与心痛,尤其是防止胃痛与真心痛之间发生混淆。胃痛多发生于青壮年,疼痛部位在上腹胃脘部,其位置相对较低,疼痛性质多为胀痛、隐痛,痛势一般不剧,其痛与饮食关系密切,常伴有吞酸,嗳气,恶心呕吐等胃肠病症状,纤维胃镜及病理组织学等胃的检查异常;心痛多发生于老年,其痛在胸膺部或左前胸,其位置相对较高,疼痛性质多为刺痛、绞痛,有时剧痛,且痛引肩背及手少阴循行部位,痛势较急,饮食方面一般只与饮酒饱食关系密切,常伴有心悸,短气,汗出,脉结代等心脏病症状,心电图等心脏检查异常。

5.1.4.3 胁痛

肝气犯胃所致的胃痛常攻撑连胁而痛,胆病的疼痛有时发生在心窝部附近,胃痛与胁痛有时也易混淆,应予鉴别。但胃痛部位在中上腹胃脘部,兼有恶心嗳气,吞酸嘈杂等胃失和降的症状,纤维胃镜等检查多有胃的病变;而胁痛部位在上腹两侧胁肋部,常伴恶心,口苦等肝胆病症状,B 超等实验室检查多可查见肝胆疾病。

5.1.4.4 腹痛

胃处腹中,与肠相连,从大范围看腹痛与胃痛均为腹部的疼痛,胃痛常伴腹痛的症状,腹痛亦常伴胃痛的症状,故有心腹痛的提法,因此胃痛需与腹痛相鉴别。胃痛在上腹胃脘部,位置相对较高;腹痛在胃脘以下,耻骨毛际以上的部位,位置相对较低。胃痛常伴脘闷,嗳气,泛酸等胃失和降,胃气上逆之症;而腹痛常伴有腹胀,矢气,大便性状改变等腹疾症状。相关部位的 X 线检查、纤维胃镜或肠镜检查、B 超检查等有助于鉴别诊断。

5.1.5 辨证论治

5.1.5.1 辨证要点

(1)辨寒热

寒证胃痛多见胃脘冷痛,因饮冷受寒而发作或加重,得热则痛减,遇寒则痛增,伴有面色㿠白,口和不渴,舌淡,苔白等症;热证胃痛多见胃脘灼热疼痛,进食辛辣燥热食物易于诱发或加重,喜冷恶热,胃脘得凉则舒,伴有口干口渴,大便干结,舌红,苔黄少津,脉数等症。

(2)辨虚实

虚证胃痛多见于久病体虚者,其胃痛隐隐,痛势徐缓而无定处,或摸之莫得其所,时作时止,痛而不胀或胀而时减,饥饿或过劳时易诱发疼痛或致疼痛加重,揉按或得食则疼痛减轻,伴有食少乏力,脉虚等症;实证胃痛多见于新病体壮者,其胃痛兼胀,表现胀痛、刺痛,痛势急剧而拒按,痛有定处,食后痛甚,伴有大便秘结,脉实等症。

(3)辨气血

初痛在气,久痛在血。胃痛且胀,以胀为主,痛无定处,时痛时止,常由情志不舒引起,伴胸脘痞满,喜叹息,得嗳气或矢气则痛减者,多属气分;胃痛久延不愈,其痛如刺如锥,持续不解,痛有定处,痛而拒按,伴食后痛增,舌质紫暗,舌下脉络紫暗迂曲者,多属血分。

5.1.5.2 治疗原则

胃痛的治疗,以理气和胃止痛为基本原则。旨在疏通气机,恢复胃腑和顺通降之性,通则不痛,从而达到止痛的目的。胃痛属实者,治以驱邪为主,根据寒凝、食停、气滞、郁热、血瘀、湿热之不同,分别用温胃散寒、消食导滞、疏肝理气、泄热和胃、活血化瘀、清热化湿诸法;属虚者,治以扶正为主,根据虚寒、阴虚之异,分别用温中益气、养阴益胃之法。虚实并见者,则扶正祛邪之法兼而用之。

5.1.5.3 分证论治

(1)寒邪客胃

症状:胃痛暴作,甚则拘急作痛,得热痛减,遇寒痛增,口淡不渴,或喜热饮,苔薄白,脉弦紧。

治法:温胃散寒,理气止痛。

方药:良附丸。良附丸是治疗寒邪客胃,寒凝气滞的基础方。方中高良姜温胃散寒,香附行气止痛。若寒重,或胃脘突然拘急掣痛拒按,甚则隆起如拳状者,可加吴茱萸、干姜、丁香、桂枝;气滞重者,可加木香、陈皮;若郁久化热,寒热错杂者,可用半夏泻心汤,辛开苦降,寒热并调;若见寒热身痛等表寒证者,可加紫苏、生姜,或加香苏散疏风散寒,行气止痛;若兼见胸脘痞闷不食,嗳气呕吐等寒夹食滞症状者,可加枳壳、神曲、鸡内金、半夏以消食导滞,温胃降逆;若胃寒较轻者,可局部温熨,或服生姜红糖汤即可散寒止痛。

(2)饮食停滞

症状:暴饮暴食后,胃脘疼痛,胀满不消,疼痛拒按,得食更甚,嗳腐吞酸,或呕吐不消化食物,其味腐臭,吐后痛减,不思饮食或厌食,大便不爽,得矢气及便后稍舒,舌苔厚腻,脉滑有力。

治法:消食导滞,和胃止痛。

方药:保和丸。本方用山楂、神曲、莱菔子消食导滞,健胃下气;半夏、陈皮、茯苓健脾和胃,化湿理气;连翘散结清热,共奏消食导滞和胃之功。本方为治疗饮食停滞的通用方,均可加入谷芽、麦芽、隔山消、鸡内金等味。若脘腹胀甚者,可加枳实、厚朴、槟榔行气消滞;若食积化热者,可加黄芩、黄连清热泻火;若大便秘结,可合用小承气汤;若胃痛急剧而拒按,大便秘结,苔黄燥者,为食积化热成燥,可合用大承气汤通腑泄热,荡积导滞。

(3)肝气犯胃

症状:胃脘胀满,攻撑作痛,脘痛连胁,胸闷嗳气,喜长叹息,大便不畅,得嗳气、矢气则舒,遇烦恼郁怒则痛作或痛甚,苔薄白,脉弦。

治法:疏肝理气,和胃止痛。

方药:柴胡疏肝散。柴胡疏肝散为疏肝理气之要方。方中柴胡、白芍、川芎、香附疏肝解郁,陈皮、枳壳、甘草理气和中,诸药合用共奏疏肝理气,和胃止痛之效。若胀重可加青皮、郁金、木香助理气解郁之功;若痛甚者,可加川楝子、延胡索理气止痛;嗳气频作者,可加半夏、旋覆花,亦可用沉香降气散降气解郁。

(4)肝胃郁热

症状:胃脘灼痛,痛势急迫,喜冷恶热,得凉则舒,心烦易怒,泛酸嘈杂,口干口苦,舌红少苔,脉弦数。

治法:疏肝理气,泄热和中。

方药:丹栀逍遥散合左金丸。方中柴胡、当归、白芍、薄荷解郁柔肝止痛,丹皮、栀子清肝泄热,白术、茯苓、甘草、生姜和中健胃。左金丸中黄连清泄胃火,吴茱萸辛散肝郁,以补原方之未备。若为火邪已伤胃阴,可加麦冬、石斛。肝体阴而用阳,阴常不足,阳常有余,郁久化热,易伤肝阴,此时选药应远刚用柔,慎用过分香燥之品,宜选用白芍、香橼、佛手等理气而不伤阴的解郁止痛药,也可与金铃子、郁金等偏凉性的理气药,或与白芍、甘草等柔肝之品配合应用。若火热内盛,灼伤胃络,而见吐血,并出现脘腹灼痛痞满,心烦便秘,面赤舌红,脉弦数有力等症者,可用《金匮要略》泻心汤,苦寒泄热,直折其火。

(5)瘀血停滞

症状:胃脘疼痛,痛如针刺刀割,痛有定处,按之痛甚,食后加剧,入夜尤甚,或见吐血、黑便,舌质紫暗或有瘀斑,脉涩。

治法:活血化瘀,理气止痛。

方药:失笑散合丹参饮。方中五灵脂、蒲黄、丹参活血化瘀止痛,檀香、砂仁行气和胃。如痛甚可加延胡索、三七粉、三棱、莪术,并可加理气之品,如枳壳、木香、郁金;若血瘀胃痛,伴吐血、黑便时,当辨寒热虚实,参考血证有关内容辨证论治。

(6)脾胃湿热

症状:胃脘灼热疼痛,嘈杂泛酸,口干口苦,渴不欲饮,口甜粘浊,食甜食则冒酸水,纳呆恶心,身重肢倦,小便色黄,大便不畅,舌苔黄腻,脉象滑数。

治法:清热化湿,理气和中。

方药:清中汤。方中黄连、栀子清热化湿,半夏、茯苓、白豆蔻健脾祛湿,陈皮、甘草理气和胃。热盛便秘者,加银花、蒲公英、大黄、枳实;气滞腹胀者,加厚朴、大腹皮。若寒热互结,干噫食臭,心下痞硬,可用半夏泻心汤加减。

(7)胃阴亏虚

症状:胃脘隐隐灼痛,似饥而不欲食,口燥咽干,口渴思饮,消瘦乏力,大便干结,舌红少津或光剥无苔,脉细数。

治法:养阴益胃,和中止痛。

方药:益胃汤合芍药甘草汤。方中沙参、麦冬、生地、玉竹养阴益胃,芍药、甘草和中缓急止痛。若胃阴亏损较甚者,可酌加干石斛;若兼饮食停滞,可加神曲、山楂等消食和胃;若痛甚者可加香橼、佛手;若脘腹灼痛,嘈杂反酸,可加左金丸;若胃热偏盛,可加生石膏、知母、芦根清胃泄热,或用清胃散;若日久肝肾阴虚,可加山茱萸、玄参滋补肝肾;若日久胃阴虚难复,可加乌梅、山楂肉、木瓜等酸甘化阴。

(8)脾胃虚寒

症状:胃痛隐隐,绵绵不休,冷痛不适,喜温喜按,空腹痛甚,得食则缓,劳累或食冷或受凉后疼痛发作或加重,泛吐清水,食少,神疲乏力,手足不温,大便溏薄,舌淡苔白,脉虚弱。

治法:温中健脾,和胃止痛。

方药:黄芪建中汤。方中黄芪补中益气,小建中汤温脾散寒,和中缓急止痛。泛吐清水较重者,可加干姜、吴茱萸、半夏、茯苓等温胃化饮;如寒盛者可用附子理中汤,或大建中汤温中散寒;若脾虚湿盛者,可合二陈汤;若兼见腰膝酸软,头晕目眩,形寒肢冷等肾阳虚证者,可加附子、肉桂、巴戟天、仙茅,或合用肾气丸、右归丸之类助肾阳以温脾和胃。

5.1.5.4 针灸治疗

治法:和胃止痛。取胃的募穴、下合穴为主。

主穴:中脘、足三里、内关、公孙。

配穴:寒邪客胃配梁丘、胃俞;饮食伤胃配下脘、梁门;肝气犯胃配太冲、期门;瘀血停胃配三阴交、膈俞;脾胃虚寒配脾俞、关元;胃阴不足配胃俞、内庭。

方义:本病病位在胃,中脘为胃之募、腑之会,穴居胃脘部,故可健运中州,调理胃气;足三里为胃的下合穴,可通调胃气,两穴远近相配,可通调腑气,和胃止痛,凡胃脘疼痛,不论寒热虚实,均可使用;内关为手厥阴心包经的络穴,又为八脉交会穴,通于阴维脉,"阴维为病苦心痛",可畅达三焦气机,理气降逆,和胃止痛;公孙为足太阴脾经的络穴,也为八脉交会穴,通于冲脉,"冲脉为病,逆气里急",可调理脾胃,平逆止痛,与内关相配,专治心、胸、胃的病症。

操作:毫针常规刺。寒邪犯胃和脾胃虚寒者,可加用灸法。急性胃痛每日治疗1~2次,慢性胃痛每日或隔日治疗1次。

5.1.6 转归预后

病之初多属实证,表现为寒凝、食积、气滞之候;病情发展,寒邪郁久化热,或食积日久,蕴生湿热,或气郁日久化火,气滞而致血瘀,可出现寒热互结等复杂证候;且日久耗伤正气,则可由实转虚,而转为阳虚、阴虚,或转为虚劳之证。某些病例尚可因气滞血瘀,瘀久生痰,痰瘀互结,内生积块;或因血热妄行,久瘀伤络,或脾不统血,引起吐血、便血等,皆属胃痛的常见转归。胃痛预后一般较好,实证治疗较易,邪气去则胃气安;虚实并见者则治疗难度较大,且经常反复发作。若影响进食,化源不足,则正气日衰,形体消瘦。若伴有吐血、便血,量大难止,兼见大汗淋漓,四肢不温,脉微欲绝者,为气随血脱的危急之候,如不及时救治,亦可危及生命。

5.1.7 预防与调摄

对胃脘痛患者,要重视生活调摄,尤其是饮食与精神方面的调摄。饮食以少食多餐,营养丰富,清淡易消化为原则,不宜饮酒及过食生冷、辛辣食物,切忌粗硬饮食,暴饮暴食,或饥饱无常;应保持精神愉快,避免忧思恼怒及情绪紧张;注意劳逸结合,避免劳累,病情较重时,需适当休息,这样可减轻胃痛和减少胃痛发作,进而达到预防胃痛的目的。

5.2 呕吐

呕吐是由于胃失和降、胃气上逆所致的以饮食、痰涎等胃内之物从胃中上涌,自口而出为临床特征的一种病症。对呕吐的释名,前人有两说:一说认为有物有声谓之呕,有物无声谓之吐,无物有声谓之干呕;另一说认为呕以声响名,吐以吐物言,有声无物曰呕,有物无声曰吐,有声有物曰呕吐。呕与吐常同时发生,很难截然分开,因此无细分的必要,故近世多并称为呕吐。

5.2.1 临床表现

呕吐的临床表现不尽一致,常有恶心之先兆,其作或有声而无物吐出,或吐物而无声,或吐物伴有声音;或食后即吐,或良久复出;或呕而无力,或呕吐如喷;或呕吐新入之食,或呕吐不消化之宿食,或呕吐涎沫,或呕吐黄绿苦水;呕吐之物有多有少。呕吐常有诱因,如饮食不节,情志不遂,寒暖失宜,以及闻及不良气味等因素,皆可诱发呕吐,或使呕吐加重。本病常伴有恶心厌食,胸脘痞闷不舒,吞酸嘈杂等症。呕吐多偶然发生,也有反复发作者。

5.2.2 诊断

具有饮食、痰涎、水液等胃内之物从胃中上涌,自口而出的临床特征。也有干呕无物者。

常伴有脘腹不适,恶心纳呆,泛酸嘈杂等胃失和降之症。

起病或缓或急,常先有恶心欲吐之感,多由饮食、情志、寒温不适、闻及不良气味等因素而诱发,也有由服用化学药物、误食毒物所致者。

上消化道 X 线检查,纤维胃镜检查,呕吐物的实验室检查等,有助于脏腑病变的诊断。

5.2.3 鉴别诊断

5.2.3.1 反胃

反胃与呕吐同系胃部病变,同系胃失和降,胃气上逆,同有呕吐,故反胃亦可归属呕吐范畴,但反胃又有其特殊的临床表现和病机,因此呕叶应与反胃相区别。反胃病机为胃之下口障碍,幽门不放,多系脾胃虚寒所致,症状特点是食停胃中,经久复出,朝食暮吐,暮食朝吐,宿谷不化,食后或吐前胃脘胀满,吐后转舒,呕吐与进食时间相距较长,吐出量一般较多;呕吐的病机为胃失和降,胃气上逆,症状特点是呕吐与进食无明确的时间关系,吐出物多为当日之食,呕吐量有大有小,食后或吐前胃脘并非一定胀满。

5.2.3.2 噎膈

噎膈虽有呕吐症状,但其病位在食管、贲门,病机为食管、贲门狭窄,贲门不纳,症状特点是饮食咽下过程中梗死不顺,初起并无呕吐,后期格拒时出现呕吐,系饮食不下或食入即吐,呕吐与进食时间关系密切,因食停食管,并未入胃,故吐出量较小,多伴胸膈疼痛,噎膈病情较重,病程较长,治疗困难,预后不良;呕吐病位在胃,病机为胃失和降,胃气上逆,症状特点是进食顺利,食已入胃,呕吐与进食无明确的时间关系,呕吐量有大有小,可伴胃脘疼痛。

5.2.4 辨证论治

5.2.4.1 辨证要点

(1)辨虚实

《景岳全书·呕吐》曾谓:"呕吐一证,最当详辨虚实。实者有邪,去其邪则愈;虚者无邪,则全由胃气之虚也。所谓邪者,或暴伤寒凉,或暴伤饮食,或因胃火上冲,或因肝气内逆,或以痰饮水气聚于胸中,或以表邪传里,聚于少阳、阳明之间,皆有呕证,此皆呕之实邪也。所谓虚者,或其本无内伤,又无外感,而常为呕吐者,此即无邪,必胃虚也。或遇微寒,或遇微劳,或遇饮食少有不调,或肝气微逆,即为呕吐者,总胃虚也。凡呕家虚实,皆以胃气为言。"实证呕吐多由外邪、饮食、情志所伤,起病较急,常突然发生,病程较短,呕吐量多,呕吐如喷,吐物多酸腐臭秽,或伴表证,脉实有力。虚证呕吐,常因脾胃虚寒、胃阴不足所致,起病缓慢,或见于病后,病程较长,吐物不多,呕吐无力,吐物酸臭不甚,常伴有精神萎靡,倦怠乏力等虚弱证候,脉弱无力。

(2)辨呕吐物

吐出物常能直接反映病因,病变的脏腑,以及寒热虚实,所以临证时应仔细询问,亲自观察呕吐物。若呕吐物酸腐难闻,多为食积化热;吐黄水苦水,多为胆热犯胃;吐酸水绿水,多为肝气犯胃;吐痰浊涎沫,多为痰饮停胃;泛吐清水,多为胃中虚寒,或有虫积;只呕吐少量粘沫,多属胃阴不足。

(3)辨应止应吐

临证见呕吐病人,并非都要止呕,应区别不同情况,给予正确处理。一般来说,呕吐一证,多为病理反应,可用降逆止呕之剂,在祛除病因的同时,和胃止呕,而收邪去呕止之效。但若属人体自身祛除有害物质的一种保护性反应,如胃中有食积、痰饮、痈脓而致呕吐者,此时不应止呕,待有害物质排除,再辨证治疗;若属误食毒物所致的呕吐,应按中毒治疗,这类呕吐应予解毒,并使邪有出路,邪去毒解则呕吐自止,止呕则留邪,于机体有害。若属服药不当产生的毒性反应,则应减量或停药,除非呕吐剧烈,否则亦不必止呕。

(4)辨可下与禁下

呕吐之病,一般不宜用下法,呕吐可排除痈脓等有害物质,遇此种呕吐,或可涌吐,而不宜下;兼表邪者,下之则邪陷入里,不宜下;脾胃虚者,下之则伤脾胃,不宜下;若胃中无有形实邪,也不宜下,否则徒伤胃气,故仲景有"病人欲吐者,不可下之"之戒。若确属胃肠实热,大便秘结,腑气不通,而致浊气上逆,气逆作呕者,可用下法,通其便,折其逆,使浊气下降,呕吐自止。如《金匮要略·呕吐哕下利病脉证治》曰:"哕而腹满,视其前后,知何部不利,利之即愈。""食已即吐者,大黄甘草汤主之。"可见呕吐原则上禁下,但在辨证上有灵活性,应辨证论治。

5.2.4.2 治疗原则

根据呕吐胃失和降,胃气上逆的基本病机,其治疗原则为和胃降逆止呕。但应分虚实辨证论治,实者重在祛邪,分别施以解表、消食、化痰、理气之法,辅以和胃降逆之品以求邪去胃安呕止之效;虚者重在扶正,分别施以益气、温阳、养阴之法,辅以降逆止呕之药,以求正复胃和呕止之功;虚实并见者,则予攻补兼施。

5.2.4.3 针灸治疗

治法:和胃止呕。取胃的募穴、下合穴为主。

主穴:中脘、足三里、内关。

配穴:外邪犯胃配外关、合谷;食滞内停配下脘、梁门;肝气犯胃配太冲、期门;痰饮内阻配丰隆、公孙;脾胃虚弱配脾俞、胃俞。

方义:本病病位在胃,中脘乃胃之募、腑之会,穴居胃脘部,可理气和胃止呕;足三里为胃的下合穴,"合治内腑",可疏理胃肠气机,与中脘远近相配,通降胃气;内关为手厥阴经络穴,又为八脉交会穴,通于阴维脉,可宽胸理气,和胃降逆,为止呕要穴。三穴合用共奏和胃降逆止呕之功。

5.2.5 转归预后

一般来说,实证呕吐,病程短,病情轻,易治愈;虚证及虚实并见者,则病程长,病情重,反复发作,时作时止,较为难治。若失治误治,由轻转重,久病久吐,脾胃衰败,化源不足,易生变证。所以,呕吐应及时诊治,防止后天之本受损。

5.2.6 预防与调摄

避免风寒暑湿之邪或秽浊之气的侵袭,避免精神刺激,避免进食腥秽之物,不可暴饮暴食,忌食生冷辛辣香燥之晶。呕吐剧烈者,应卧床休息。

5.3 呃逆

呃逆是指胃气上逆动膈,以气逆上冲,喉间呃呃连声,声短而频,令人不能自止为主要临床表现的病症。呃逆古称"哕",又称"哕逆"。

5.3.1 病因病机

呃逆的病因有饮食不当,情志不遂,脾胃虚弱等。

饮食不当。进食太快太饱,过食生冷,过服寒凉药物,致寒气蕴蓄于胃,胃失和降,胃气上逆,并可循手太阴之脉上动于膈,使膈间气机不利,气逆上冲于喉,发生呃逆。如《丹溪心法·咳逆》曰:"咳逆为病,古谓之哕,近谓之呃,乃胃寒所生,寒气自逆而呃上。"若过食辛热煎炒,醇酒厚味,或过用温补之剂,致燥热内生,腑气不行,胃失和降,胃气上逆动膈,也可发为呃逆。如《景岳全书·呃逆》曰:"皆其胃中有火,所以上冲为呃。"

情志不遂。恼怒伤肝,气机不利,横逆犯胃,胃失和降,胃气上逆动膈;或肝郁克脾,或忧思伤脾,脾失健运,滋生痰浊,或素有痰饮内停,复因恼怒气逆,胃气上逆挟痰动膈,皆可发为呃逆。正如《古今医统大全·咳逆》所说:"凡有忍气郁结积怒之人,并不得行其志者,多有咳逆之证。"

正气亏虚或素体不足,年高体弱,或大病久病,正气未复,或吐下太过,虚损误攻等,均可损伤中气,使脾胃虚弱;胃失和降;或胃阴不足,不得润降,致胃气上逆动膈,而发生呃逆。若病深及肾,肾失摄纳,冲气上乘,挟胃气上逆动膈,也可导致呃逆。如《证治汇补·呃逆》提出:"伤寒及滞下后,老人、虚人、妇人产后,多有呃症者,皆病深之候也。"

呃逆的病位在膈,病变关键脏腑为胃,并与肺、肝、肾有关。胃居膈下,肺居膈上,膈居肺胃之间,肺胃均有经脉与膈相连;肺气、胃气同主降,若肺胃之气逆,皆可使膈间气机不畅,逆气上出于喉间,而生呃逆;肺开窍于鼻,刺鼻取嚏可以止呃,故肺与呃逆发生有关。产生呃逆的主要病机为胃气上逆动膈。

5.3.2 临床表现

呃逆的主要表现是喉间呃呃连声,声音短促,频频发出,病人不能自制。临床所见以偶发者居多,为时短暂,多在不知不觉中自愈;有的则屡屡发生,持续时间较长。呃声有高有低,间隔有疏有密,声出有缓有急。发病因素与饮食不当、情志不遂、受凉等有关。本病常伴胸膈痞闷,胃脘嘈杂灼热,嗳气等症。

5.3.3 诊断

临床表现以喉间呃呃连声,声短而频,令人不能自止为主症。

常伴胸膈痞闷,胃脘嘈杂灼热,嗳气,情绪不安等症。

多有饮食不当、情志不遂、受凉等诱发因素,起病较急。

呃逆控制后,作胃肠钡剂 X 线透视及内窥镜等检查,有助于诊断。

5.3.4 鉴别诊断

干呕:干呕与呃逆同有胃气上逆的病机,同有有声无物的临床表现,二者应予鉴别。呃逆的特点是气从膈间上逆,气冲喉间,其声短促而频;干呕的特点为胃气上逆,冲咽而出,其声长而浊,多伴恶心,属于呕吐病,不难鉴别。

嗳气:嗳气与呃逆也同属胃气上逆,有声无物之证,然呃逆的特点为声短而频,令人不能自制;嗳气的特点则是声长而沉缓,多可自控。

5.3.5 辨证论治

5.3.5.1 辨证要点

辨病情。轻重呃逆有轻重之分,轻者多不需治疗,重者才需治疗,故需辨识。若属一时性气逆而作,无反复发作史,无明显兼证者,属轻者;若呃逆反复发作,持续时间较长,兼证明显,或出现在其他急慢性疾病过程中,则属较重者,需要治疗。若年老正虚,重病后期及急危患者,呃逆时断时续,呃声低微,气不得续,饮食难进,脉细沉弱,则属元气衰败、胃气将绝之危重症。

辨寒热。虚实呃声沉缓有力,胃脘不舒,得热则减,遇寒则甚,面青肢冷,舌苔白滑,多为寒证;呃声响亮。声高短促,胃脘灼热,口臭烦渴,面色红赤,便秘溲赤,舌苔黄厚,多为热证;呃声时断时续,呃声低长,气出无力,脉虚弱者,多为虚证;呃逆初起,呃声响亮,声频有力,连续发作,脉实者,多属实证。

5.3.5.2 治疗原则

呃逆一证,总由胃气上逆动膈而成,故治疗原则为理气和胃、降逆止呃,并在分清寒热虚实的基础上,分别施以祛寒、清热、补虚、泻实之法。对于重危病证中出现的呃逆,急当救护胃气。

5.3.5.3 针灸治疗

(1) 基本治疗

治法:理气和胃,降逆止呃。取胃的募穴、下合穴为主。

主穴:中脘、足三里、内关、膻中、膈俞。

配穴:胃寒积滞配胃俞、建里;胃火上逆配内庭、天枢;气机郁滞配期门、太冲;脾胃虚弱或胃阴不足配脾俞、胃俞。

方义:本病的基本病机为胃气上逆动膈,中脘为胃之募、腑之会,穴居胃脘部,足三里为胃的下合穴,二穴相配可和胃降逆,不论胃腑寒热虚实所致胃气上逆动膈者均可用之;内关穴通阴维脉,且为手厥阴心包经的络穴,可宽胸利膈,畅通三焦气机;膻中穴位置近膈,为气会穴,可理气降逆;本病病位在膈,故不论何种呃逆,均可用膈俞利膈止呃。

操作:毫针常规刺。胃火上逆、气机郁滞只针不灸,泻法;胃寒积滞、脾胃虚弱可加灸。

(2) 其他治疗

穴位按压:取攒竹、翳风。用拇指按揉1~3分钟。

耳针:取耳中、胃、神门、相应病变脏腑(肺、脾、肝、肾)。每次选用3~5穴,毫针刺法,或埋针法、压丸法。

穴位敷贴:麝香粉0.5g,放入神阙穴内,适用于实证呃逆,尤其以气机郁滞者取效更捷。吴茱萸10g,研细末,用醋调成膏状,敷于双侧涌泉穴,适用于各种呃逆,对下焦冲气上逆引起的呃逆尤为适宜。

5.3.6 转归预后

呃逆一证,病情轻重差别极大,一时性呃逆,大多轻浅,只需简单处理;可不药而愈。持续性或反复发作者,服药后也多治愈。若慢性危重病证后期出现呃逆者,多为病情恶化,胃气将绝,元气欲脱的危候。

5.3.7 预防与调摄

应保持精神舒畅,避免过喜、暴怒等精神刺激;注意避免外邪侵袭;饮食宜清淡,忌食生冷、辛辣,避免饥饱失常。发作时应进食易消化饮食,半流饮食。

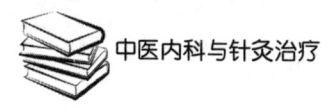

5.4 泄泻

泄泻是以大便次数增多,粪质稀薄,甚至泻出如水样为临床特征的一种脾胃肠病证。泄与泻在病情上有一定区别,粪出少而势缓,若漏泄之状者为泄;粪大出而势直无阻,若倾泻之状者为泻,然近代多泄、泻并称,统称为泄泻。

泄泻是一种常见的脾胃肠病证,一年四季均可发生,但以夏秋两季较为多见。中医药治疗本病有较好的疗效。

5.4.1 病因病机

致泻的病因是多方面的,主要有感受外邪,饮食所伤,情志失调,脾胃虚弱,命门火衰等等。这些病因导致脾虚湿盛,脾失健运,大小肠传化失常,升降失调,清浊不分,而成泄泻。

感受外邪。引起泄泻的外邪以暑、湿、寒、热较为常见,其中又以感受湿邪致泄者最多。脾喜燥而恶湿,外来湿邪,最易困阻脾土,以致升降失调,清浊不分,水谷杂下而发生泄泻,故有"湿多成五泄"之说。寒邪和暑热之邪,虽然除了侵袭皮毛肺卫之外,亦能直接损伤脾胃肠,使其功能障碍,但若引起泄泻,必夹湿邪才能为患,即所谓"无湿不成泄",故《杂病源流犀烛·泄泻源流》说:"湿盛则飧泄,乃独由于湿耳。不知风寒热虚,虽皆能为病,苟脾强无湿,四者均不得而干之,何自成泄?是泄虽有风寒热虚之不同,要未有不源于湿者也。"

饮食所伤或饮食过量,停滞肠胃;或恣食肥甘,湿热内生;或过食生冷,寒邪伤中;或误食腐馊不洁,食伤脾胃肠,化生食滞、寒湿、湿热之邪,致运化失职,升降失调,清浊不分,而发生泄泻。正如《景岳全书·泄泻》所说:"若饮食失节,起居不时,以致脾胃受伤,则水反为湿,谷反为滞,精华之气不能输化,乃致合污下降而泻痢作矣。"

情志失调烦恼郁怒,肝气不舒,横逆克脾,脾失健运,升降失调;或忧郁思虑,脾气不运,土虚木乘,升降失职;或素体脾虚,逢怒进食,更伤脾土,引起脾失健运,升降失调,清浊不分,而成泄泻。故《景岳全书·泄泻》曰:"凡遇怒气便作泄泻者,必先以怒时夹食,致伤脾胃,故但有所犯,即随触而发,此肝脾二脏之病也。盖以肝木克土,脾气受伤而然。"

脾胃虚弱。长期饮食不节,饥饱失调,或劳倦内伤,或久病体虚,或素体脾胃肠虚弱,使胃肠功能减退,不能受纳水谷,也不能运化精微,反聚水成湿,积谷为滞,致脾胃升降失司,清浊不分,混杂而下,遂成泄泻。如《景岳全书·泄泻》曰:"泄泻之本,无不由于脾胃。"

命门火衰,命门之火,助脾胃之运化以腐熟水谷。若年老体弱,肾气不足;或久病之后,肾阳受损;或房室无度,命门火衰,致脾失温煦,运化失职,水谷不化,升降失调,清浊不分,而成泄泻。且肾为胃之关,主司二便,若肾气不足,关门不利,则可发生大便滑泄、洞泄。如《景岳全书·泄泻》曰:"肾为胃关,开窍于二阴,所以二便之开闭,皆肾脏之所主,今肾中阳气不足,则命门火衰,而阴寒独盛,故于子丑五更之后,当阳气未复,阴气盛极之时,即令人洞泄不止也。"

泄泻的病因有外感、内伤之分,外感之中湿邪最为重要,脾恶湿,外来湿邪,最易困阻脾土,致脾失健运,升降失调,水谷不化,清浊不分,混杂而下,形成泄泻,其他诸多外邪只有与湿邪相兼,方能致泻。内伤当中脾虚最为关键,泄泻的病位在脾胃肠,大小肠的分清别浊和传导变化功能可以用脾胃的运化和升清降浊功能来概括,脾胃为泄泻之本,脾主运化水湿,脾胃当中又以脾为主,脾病脾虚,健运失职,清气不升,清浊不分,自可成泻,其他诸如寒、热、湿、食等内、外之邪,以及肝肾等脏腑所致的泄泻,都只有在伤脾的基础上,导致脾失健运时才能引起泄泻。同时,在发病和病变过程中外邪与内伤,外湿与内湿之间常相互影响,外湿最易伤脾,脾虚又易生湿,互为因果。本病的基本病机是脾虚湿盛致使脾失健运,大小肠传化失常,升降失调,清浊不分。脾虚湿盛是导致本病发生的关键因素。

5.4.2　临床表现

泄泻以大便清稀为临床特征,或大便次数增多,粪质清稀;或便次不多,但粪质清稀,甚至如水状;或大便清薄,完谷不化,便中无脓血。泄泻之量或多或少,泄泻之势或缓或急。常兼有脘腹不适,腹胀腹痛肠鸣,食少纳呆,小便不利等症状。起病或缓或急,常有反复发作史。常由外感寒热湿邪,内伤饮食情志,劳倦,脏腑功能失调等诱发或加重。

5.4.3　诊断

具有大便次数增多,粪质稀薄,甚至泻出如水样的临床特征。其中以粪质清稀为必备条件。

常兼有脘腹不适,腹胀腹痛肠鸣,食少纳呆,小便不利等症状。

起病或缓或急,常有反复发作史。常因外感寒热湿邪,内伤饮食情志,劳倦,脏腑,功能失调等诱发或加重。

大便常规、大便细菌培养、结肠X线及内窥镜等检查有助于诊断和鉴别诊断。

需除外其他病证中出现的泄泻症状。

5.4.4 鉴别诊断

痢疾。两者均系大便次数增多,粪质稀薄的病证。痢疾以腹痛,里急后重,便下赤白脓血为主症,而泄泻以大便次数增多,粪质稀薄,甚至泻出如水样为主症,其大便中无脓血,也无里急后重,腹痛也或有或无。

霍乱。霍乱是一种卒然起病,剧烈上吐下泻,吐泻并作的病证。泄泻与霍乱相比,同有大便清稀如水的症状,故需鉴别。霍乱的发病特点是来势急骤,变化迅速,病情凶险,起病时常先突然腹痛,继则吐泻交作,所吐之物均为未消化之食物,气味酸腐热臭,所泻之物多为黄色粪水,或如米泔,常伴恶寒发热,部分病人在吐泻之后,津液耗伤,迅速消瘦,或发生转筋,腹中绞痛,若吐泻剧烈,则见面色苍白,目眶凹陷,汗出肢冷等津竭阳衰之危候。而泄泻只以大便次数增多,粪质稀薄,甚至泻出如水样为主症,一般起病不急骤,泄水量不大,无米泔水样便,津伤较轻,无危证。

5.4.5 辨证论治

5.4.5.1 辨证要点

(1)辨寒热

虚实粪质清稀如水,或稀薄清冷,完谷不化,腹中冷痛,肠鸣,畏寒喜温,常因饮食生冷而诱发者,多属寒证;粪便黄褐,臭味较重,泻下急迫,肛门灼热,常因进食辛辣燥热食物而诱发者,多属热证;病程较长,腹痛不甚且喜按,小便利,口不渴,稍进油腻或饮食稍多即泻者,多属虚证;起病急,病程短,脘腹胀满,腹痛拒按,泻后痛减,泻下物臭秽者,多属实证。

(2)辨泻下物

大便清稀,或如水样,泻物腥秽者,多属寒湿之证;大便稀溏,其色黄褐,泻物臭秽者,多系湿热之证;大便溏垢,完谷不化,臭如败卵,多为伤食之证。

(3)辨轻重缓急

泄泻而饮食如常为轻证;泄泻而不能食,消瘦,或暴泻无度,或久泄滑脱不禁为重证;急性起病,病程短为急性泄泻;病程长,病势缓为慢性泄泻。

(4)辨脾、肝、肾

稍有饮食不慎或劳倦过度泄泻即作或复发,食后脘闷不舒,面色萎黄,倦怠乏力,多属病在脾;泄泻反复不愈,每因情志因素使泄泻发作或加重,腹痛肠鸣即泻,泻后痛减,矢气频作,胸胁胀闷者,多属病在肝;五更泄泻,完谷不化,小腹冷痛,腰酸肢冷者,多属病在肾。

5.4.5.2 治疗原则

根据泄泻脾虚湿盛,脾失健运的病机特点,治疗应以运脾祛湿为原则。急性泄泻以湿盛为主,重用祛湿,辅以健脾,再依寒湿、湿热的不同,分别采用温化寒湿与清化湿热之法。兼夹表邪、暑邪、食滞者,又应分别佐以疏表、清暑、消导之剂。慢性泄泻以脾虚为主,当予运脾补虚,辅以祛湿,并根据不同证候,分别施以益气健脾升提,温肾健脾,抑肝扶脾之法,久泻不止者,尚宜固涩。同时还应注意急性泄泻不可骤用补涩,以免闭留邪气;慢性泄泻不可分利太过,以防耗其津气;清热不可过用苦寒,以免损伤脾阳;补虚不可纯用甘温,以免助湿。若病情处于寒热虚实兼夹或互相转化时,当随证而施治。

5.4.5.3 针灸治疗

治法:健脾利湿,调肠止泻。取大肠的背俞穴、募穴及下合穴为主。

主穴:大肠俞、天枢、上巨虚、三阴交、神阙。

配穴:寒湿内盛配阴陵泉、脾俞;肠腑湿热配曲池、下巨虚;食滞肠胃配下脘、梁门;肝气乘脾配期门、太冲;脾胃虚弱配脾俞、足三里;肾阳虚衰配肾俞、命门;水样便配关元、下巨虚。

方义:本病病位在肠,故取大肠的募穴天枢、背俞穴大肠俞,属俞募配穴法,与大肠之下合穴上巨虚合用,可调理肠腑而止泻;三阴交健脾利湿,兼调理肝肾,各种泄泻皆可用之;神阙穴居于中腹,内连肠腑,无论急、慢性泄泻,用之皆宜。

操作:神阙用灸,余穴毫针常规刺。寒湿内盛、脾胃虚弱可用隔姜灸、温和灸或温针灸;肾阳虚衰可用隔附子饼灸。急性泄泻每日治疗1~2次,慢性泄泻每日或隔日治疗1次。

5.4.6 转归预后

急性泄泻经过恰当治疗,绝大多数病人能够治愈;只有少数病人失治误治,或反复发作者,导致病程迁延,日久不愈,由实转虚,变为慢性泄泻;亦有极少数病人因暴泻无度,耗气伤津,会造成亡阴亡阳之变。慢性泄泻一般经正确治疗,亦能获愈;部分病例反复发作,可由脾虚而致中气下陷;脾虚可以及肾,或脾肾相互影响,以致脾肾同病,则病情趋向加重;若久泻者,突见泄泻无度,水浆不入,呼吸微弱,形体消瘦,身寒肢冷,脉

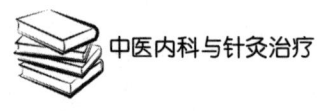

微细欲绝,是脾气下陷,肾失固摄,阴阳离绝之危候,预后多不良。

5.4.7 预防与调摄

平时要养成良好的卫生习惯,不饮生水,忌食腐馊变质饮食,少食生冷瓜果;居处冷暖适宜;并可结合食疗健脾益胃。一些急性泄泻病人可暂禁食,以利于病情的恢复;对重度泄泻者,应注意防止津液亏损,及时补充体液。一般情况下可给予流质或半流质饮食。

5.5 便秘

便秘是指由于大肠传导功能失常导致的以大便排出困难,排便时间或排便间隔时间延长为临床特征的一种大肠病证。

便秘既是一种独立的病证,也是一个在多种急慢性疾病过程中经常出现的症状,本节仅讨论前者。中医药对本病证有着丰富的治疗经验和良好的疗效。

5.5.1 病因病机

便秘的病因是多方面的,其中主要的有外感寒热之邪,内伤饮食情志,病后体虚,阴阳气血不足等。本病病位在大肠,并与脾胃肺肝肾密切相关。脾虚传送无力,糟粕内停,致大肠传导功能失常,而成便秘;胃与肠相连,胃热炽盛,下传大肠,燔灼津液,大肠热盛,燥屎内结,可成便秘;肺与大肠相表里,肺之燥热下移大肠,则大肠传导功能失常,而成便秘;肝主疏泄气机,若肝气郁滞,则气滞不行,腑气不能畅通;肾主五液而司二便,若肾阴不足,则肠道失润,若肾阳不足则大肠失于温煦而传送无力,大便不通,均可导致便秘。其病因病机归纳起来,大致可分如下几个方面:

(1)肠胃积热

素体阳盛,或热病之后,余热留恋,或肺热肺燥,下移大肠,或过食醇酒厚味,或过食辛辣,或过服热药,均可致肠胃积热,耗伤津液,肠道干涩失润,粪质干燥,难于排出,形成所谓"热秘"。如《景岳全书·秘结》曰:"阳结证,必因邪火有余,以致津液干燥。"

(2)气机郁滞

忧愁思虑,脾伤气结;或抑郁恼怒,肝郁气滞;或久坐少动,气机不利,均可导致腑气郁滞,通降失常,传导失职,糟粕内停,不得下行,或欲便不出,或出而不畅,或大便干结而成气秘。如《金匮翼·便秘》曰："气秘者,气内滞而物不行也。"

(3) 阴寒积滞

恣食生冷,凝滞胃肠;或外感寒邪,直中肠胃;或过服寒凉,阴寒内结,均可导致阴寒内盛,凝滞胃肠,传导失常,糟粕不行,而成冷秘。如《金匮翼·便秘》曰："冷秘者,寒冷之气,横于肠胃,凝阴固结,阳气不行,津液不通。"

(4) 气虚阳衰

饮食劳倦,脾胃受损;或素体虚弱,阳气不足;或年老体弱,气虚阳衰;或久病产后,正气未复;或过食生冷,损伤阳气;或苦寒攻伐,伤阳耗气,均可导致气虚阳衰,气虚则大肠传导无力,阳虚则肠道失于温煦,阴寒内结,便下无力,使排便时间延长,形成便秘。如《景岳全书·秘结》曰："凡下焦阳虚,则阳气不行,阳气不行则不能传送,而阴凝于下,此阳虚而阴结也。"

(5) 阴亏血少

素体阴虚;津亏血少;或病后产后,阴血虚少;或失血夺汗,伤津亡血;或年高体弱,阴血亏虚;或过食辛香燥热,损耗阴血,均可导致阴亏血少,血虚则大肠不荣,阴亏则大肠干涩,肠道失润,大便干结,便下困难,而成便秘。如《医宗必读·大便不通》说："更有老年津液干枯,妇人产后亡血,及发汗利小便,病后血气未复,皆能秘结。"

上述各种病因病机之间常常相兼为病,或互相转化,如肠胃积热与气机郁滞可以并见,阴寒积滞与阳气虚衰可以相兼;气机郁滞日久化热,可导致热结;热结日久,耗伤阴津,又可转化成阴虚等等。然而,便秘总以虚实为纲,冷秘、热秘、气秘属实,阴阳气血不足所致的虚秘则属虚。虚实之间可以转化,可由虚转实,可因虚致实,而虚实并见。归纳起来,形成便秘的基本病机是邪滞大肠,腑气闭塞不通或肠失温润,推动无力,导致大肠传导功能失常。

5.5.2 临床表现

本病主要临床特征为大便排出困难,排便时间或排便间隔时间延长,粪质多干硬。其表现或粪质干硬,排出困难,排便时间、排便间隔时间延长,大便次数减少,常三五日、七八日,甚至更长时间解一次大便,每次解大便常需半小时或更长时间,常伴腹胀腹痛,头晕头胀,嗳气食少,心烦失眠等症;或粪质干燥坚硬,排出困难,排便时间延长,常由于排便努挣导致肛裂、出血,日久还可引起痔疮,而排便间隔时间可能正常;或粪质并不干硬,也有便意,但排便无力,排出不畅,常需努挣,排便时间延长,多伴有汗出、气短乏力、心悸头晕等症状。由于燥屎内结,可在左下腹扪及质地较硬的条索状包块,排便后消失。本病起病缓慢,多属慢性病变过程,多发于中老年和女性。

5.5.3 诊断

大便排出困难,排便时间或排便间隔时间延长,粪质多干硬。起病缓慢,多属慢性病变过程。

常伴有腹胀腹痛,头晕头胀,嗳气食少,心烦失眠,肛裂、出血、痔疮,以及汗出,气短乏力,心悸头晕等症状。

发病常与外感寒热,内伤饮食情志,脏腑失调,坐卧少动,年老体弱等因素有关。

纤维结肠镜等有关检查,常有助于便秘的诊断和鉴别诊断。

5.5.4 鉴别诊断

积聚、便秘均可在腹部出现包块。但便秘者,常出现在左下腹,而积聚的包块在腹部各处均可出现;便秘多可扪及条索状物,积聚则形状不定;便秘之包块排便后消失,积聚之包块则与排便无关。

5.5.5 辨证论治

5.5.5.1 辨证要点

辨寒热虚实。粪质干结,排出艰难,舌淡苔白滑,多属寒;粪质干燥坚硬,便下困难,肛门灼热,舌苔黄燥或垢腻,则属热;年高体弱,久病新产,粪质不干,欲便不出,便下无力,心悸气短,腰膝酸软,四肢不温,舌淡苔白,或大便郁结,潮热盗汗,舌红无苔,脉细数,多属虚;年轻气盛,腹胀腹痛,嗳气频作,面赤口臭,舌苔厚,多属实。

5.5.5.2 治疗原则

根据便秘实证邪滞大肠,腑气闭塞不通;虚证肠失温润,推动无力,导致大肠传导功能失常的基本病机,其治疗当分虚实而治,原则是实证以驱邪为主,据热、冷、气秘之不同,分别施以泻热、温散、理气之法,辅以导滞之品,标本兼治,邪去便通;虚证以养正为先,依阴阳气血亏虚的不同,主用滋阴养血、益气温阳之法,酌用甘温润肠之药,标本兼治,正盛便通。六腑以通为用,大便干结,解便困难,可用下法,但应在辨证论治基础上以润下为基础,个别证型虽可暂用攻下之药,也以缓下为宜,以大便软为度,不得一见便秘,便用大黄、芒硝、巴豆、牵牛之属。

5.5.5.3 针灸治疗

治法:调肠通便。取大肠的背俞穴、募穴及下合穴为主。

主穴：天枢、大肠俞、上巨虚、支沟、照海。

配穴：热秘配合谷、腹结；气秘配中脘、太冲；冷秘配关元、神阙；虚秘配关元、脾俞。大便干结配关元、下巨虚。

方义：天枢为大肠的募穴，与大肠俞同用为俞募配穴法，上巨虚为大肠之下合穴，三穴共用可通调大肠腑气，腑气通则大肠传导功能复常；支沟宣通三焦气机，照海滋阴，取之可增液行舟，两穴均是治疗便秘的经验要穴。

操作：毫针常规刺。冷秘、虚秘可加用灸法。

5.5.6 转归预后

由于腑气不通，浊气不降，便秘常可引起腹胀、腹痛、头晕头胀、食欲减退、睡眠不安等症，便秘日久，可引起肛裂、痔疮。便秘一病，若积极治疗，并结合饮食、情志、运动等调护，多能在短期内治愈，年老体弱及产后病后等体虚便秘；多为气血不足，阴寒凝聚，治疗宜缓缓图之，难求速效。

5.5.7 预防与调摄

应注意饮食调节，便干量少者，适当多食富含纤维素的粗粮、蔬菜、水果、避免辛辣燥火之食。增加体力活动，加强腹肌锻炼，避免久坐少动。应保持心情舒畅，戒忧思恼怒。养成定时排便的习惯。